傷寒・金匱を学びて（続）

福田佳弘論考集

医聖社

序

２０１５年に上梓した『傷寒・金匱を学んで』は、三十数年間の私論をまとめたものである。その後も、藤門会の方々と共に教学相学び傷寒・金匱の条文を研究している。そして先達の解説、治験を道しるべとし、『為方規矩』に述べられている〝去年ヲ今ニ比スレバ、悔イルコト多ク、昨日ヲ今日ヨリ視レバ違エルコトアリテ、イツヲ事業成就ノ時トセンカ、イマダ知ルベカラズ〟との戒めの言葉を心に刻み日々臨床に努めている。この書に納めた論文数は少ないが、先達の詳論も多くはない。列叙した小論は、臨床的に活用すべき条文をとりあげ、さらに筆者の臨床治験を踏まえたものである。殊に陽明篇の大承気湯条・陽明少陽合病、少陰病篇の大承気湯と四逆湯との併病、さらに『金匱要略』血虚虚労篇の桂枝加竜骨牡蛎湯に次いで挙げられるれている天雄散などについては、治験を基にした論文は未見である。小論の論旨に揣摩憶測の誹りを受けるかもしれないが、後学の研究者に、これらの条文について臨床の場で追試をお願いしたい。

福田佳弘

目次

〔挿入画及びカバー画は著者による〕

抑上手に悪しき所あり
下手にもよき所かならず
あるものなり
……
上手は下手の師
下手は上手の師

世阿弥の言葉

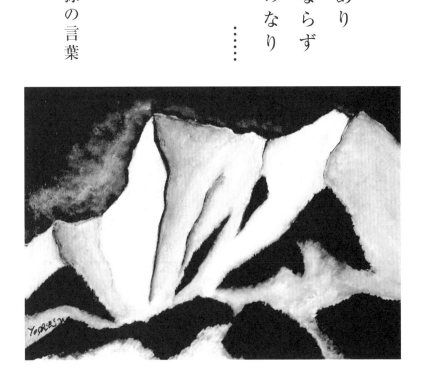

『傷寒論』『金匱要略』から学ぶ附子・烏頭剤の運用

緒論

『傷寒論』に記述された112の方剤中、附子が配合された方剤は20方あり、さらに原方には附子が配合されていないが方後の加減に附子の加味を指示した方剤が2方あり、合わせて附子剤は22方である。また『金匱要略』には『傷寒論』と同名の方剤を除く附子剤が15方、烏頭の配合が5方、天雄の配合が1方ある。

附子、烏頭、天雄はトリカブトの根茎であり、これらを包含すると43方剤があり、陰病並びに虚証の治法には不可欠な方剤である。概して附子は温補、烏頭は鎮痛に用いられるが、〝心痛徹背、背痛徹〟の赤石脂丸には烏頭と附子が、〝寒気厥逆〟の赤丸には烏頭が配合されている。両者の効能には未解明の薬能があると思われ、向後の研究が待たれる。

しかし急性、慢性を問わず、これらの方剤は新陳代謝の賦活には必須である。いずれの疾患においても、附子・烏頭剤が適応する病態が現れることを十分に認識し、その運用には的確な診断が肝要である。浅田宗伯はその投与目標に疼痛、厥冷、悪寒を挙げているが、学人は先ず『傷寒論』の関連条文にみられる附子・烏頭剤の証候、先人の論述、治験から、その用法の基礎を学び研鑽を積み実践することである。筆者の附子・烏頭剤運用の要点を以下の項目に列挙する。

1. 烏頭・附子剤の効能

附子剤の効能として漢方医学書は、温裏祛寒には乾姜附子湯、附子湯、真武湯、四逆湯類が、止汗・止瀉（過度の発汗、下痢）による津液の保持、補充には桂枝加附子湯、桂枝去芍薬加附子湯、芍薬甘草附子湯、真武湯、四逆湯類、白通湯類が挙げられる。さらに少陰病の発汗には麻黄附子細辛湯、麻黄附子甘草湯がある。止痛には桂枝加附子湯、桂枝附子湯、甘草附子湯、附子湯、真武湯、四逆湯類、烏頭湯、烏頭桂枝湯、さらに高齢者の脳血管性認知証、アルツハイマー型認知証にみられる情緒障害に有効な天雄散[1]がある。

先ず附子剤中の炮附子の量から論を進める。

2. 炮附子の用量について

(1) 条文中の炮附子の量

20条 桂枝加附子湯、22条 桂枝去芍薬加附子湯、68条 芍薬甘草附子湯は各一枚、174条 桂枝附子湯は三枚、175条 甘草附子湯は二枚である。桂枝加附子湯条の〝発汗、遂漏不止〟は脱汗の意である。桂枝去芍薬加附子湯条の〝微寒〟は脈微にして悪寒の意であり、桂枝加附子湯条の〝悪風〟と共に陰位に陥らんとしている症候である。芍薬甘草附子湯条の〝発汗、病不解、反悪寒〟は表証の悪寒ではなく陰証の悪寒が起こり、すでに陰位に転じたものである。桂枝附子湯条の〝脈浮虚而濇〟は病変が陰陽にわたっている脈状であり、表裏双解の治法として附子を三枚とし、桂枝とともに温陽散寒を目的としている。甘草附子湯条の〝骨節疼煩、掣痛不得屈伸〟は桂枝附子湯条の〝身体疼痛〟より劇しく、すなわち甘草附子湯証は桂枝附子湯証より重い病態である。甘草附子湯が附子を二枚とするのは、正気が衰退し病位が深まり桂枝附子湯より病態が重く、病邪を急攻すれば、正気はさらに衰憊し病態は悪化する。そのため、正気の温存を図り、邪の緩やかな駆逐が必要となる。これは附子湯より附子一枚を減ずる真武湯の場合と同様である。

附子の用量は、陽病では、病勢が陰位に及んでいる場合には一枚、病証が陰陽両位にわたる場合には二枚ないし三枚である。陰病では、〝反悪寒〟による芍薬甘草附子湯は一枚、裏寒に併せ外寒を治める附子湯は二枚、内湿を治める真武湯は一枚である。このように病態の劇易浅深に応じて炮附子の加減が指示されている。

ちなみに附子の〝枚〟ついては、『本草経集注』[2]に〝附子、烏頭如于枚者、去皮竟以半両准一枚〟、『経史証類備急本草』[3]には〝病用大附子一枚重半両者〟との記述あり、これを換算の単位としている。

20条 太陽病、発汗、遂漏不止、其人悪風、小便難、四肢微急、難以屈伸者、桂枝加附子湯主之。

桂枝加附子湯方　桂枝三両　芍薬三両　甘草炙三両　生姜三両　大棗十二枚　附子一枚炮

〝発汗、遂漏不止〟は脱汗を指し、病態は太陽から少陰にわたる。

21、22条 太陽病、下之後、脈促、胸満者、桂枝去芍薬湯主之。若微寒者、桂枝去芍薬加附子湯主之。

桂枝去芍薬湯方　桂枝三両　甘草二両　生姜三両　大棗十二枚

〝微寒〟は脈微而悪寒の意であり、病態は太陽から少陰に陥っている。

68条 発汗病不解。反悪寒者、虚故也。芍薬甘草附子湯主之。

芍薬甘草附子湯方　芍薬　甘草炙各三両　附子一枚炮

174条 傷寒八九日。風湿相搏、身體疼煩、不能自転側、不嘔、不渇。脈浮虚而渋者、桂枝附子湯主之。以下略。

桂枝附子湯方　桂枝四両　附子三枚炮　生姜三両　大棗十二枚　甘草二両炙

〝脈浮虚而濇〟は、陰陽二病位にわたっている脈状であり治法は表裏双解である。

175条 風湿相搏、骨節疼煩、掣痛不得屈伸、近之則痛劇、汗出短気、小便不利、悪風不欲去衣、或身微腫者。甘草附子湯主之。

甘草附子湯方　甘草二両炙 附子二枚炮 白朮二両 桂枝四両 本方証は桂枝附子湯証の劇化である。

304条 少陰病、得之一二日、口中和、其背悪寒者、当灸之、附子湯主之。

附子湯方　附子二枚 茯苓三両 人参二両 白朮四両 芍薬三両

305条 少陰病、身体痛、手足寒、骨節痛、脈沈者、附子湯主之。

附子湯の〝背悪寒〟と〝脈沈〟は少陰の裏寒を指し、身体痛、手足寒、骨節痛は陰病の症候である。

316条 少陰病、二三日不已、至四五日、腹痛、小便不利、四肢沈重疼痛、自下利者、此為有水気。其人或咳、或小便利、或下利、或嘔者、真武湯主之。

真武湯方　茯苓 芍薬 生姜各三両 白朮二両 附子一枚炮

腹痛は胃寒と胃内停水に基づき、小便不利、自下利、四肢沈重疼痛をきたす。

(2) 臨床における炮附子の増量

炮附子の増量は症状の激化に応じて行われている。しかし、薬剤中の各生薬の量は、方証に適った量であり、附子もその例外ではない。すなわち方剤中の構成生薬のバランスの維持に必要な薬量を常に考慮すべきである。附子の増量により症状が寛解した後は、症状の経過を観て漸次減量すべきである。

3. 附子剤中の芍薬の有無

芍薬は桂枝加附子湯には含まれ、桂枝附子湯、甘草附子湯には含まれていない。この芍薬の有無は脾胃の作用と水滞に関与している。桂枝加附子湯証は脱汗による壊証であり、津液が不足し脾（胃）は疲憊している。それ故、津液の補充が先んずる。附子一枚とするのは腎陽から脾（胃）への精気の伝搬を緩やかにし、芍薬・大棗・生姜による脾（胃）の賦活を目的としている。

桂枝附子湯証、甘草附子湯証では、水滞が重く、速やかな水湿の疏泄が必要であるため、保水作用のある芍薬を去っている。翻って芍薬を含む附子湯、真武湯は、少陰の腎虚による津液の不足を補うため脾（胃）の賦活による津液の維持に寄与している。この脾（胃）と腎との相互関係について論を進める。

4. 脾（胃）と腎との相互関係

脾（胃）と腎の関係を表1に提示する。腎陽と腎陰は、滋養と温煦による相互扶助により陰陽のバランスが維持されている。精気は腎陽から脾に送られ、胃はその精気を得て飲食から得られた穀精を腎陰に送る。脾（胃）と腎とが虚している場合、補腎を先にすべきか、補脾（胃）を先にすべきかは治療の是非に係わっている。

この補腎、補脾（胃）の先後を説いたのは『医経解惑論』の著者、内藤希哲である。希哲[4]は古人の説、〝補腎は補脾に如かず〟と〝補腎は補脾に如かず〟の二説は相関連するものとし、病態がいずれに該当するかを診断すべきと説いている。（表2、表3）

さらに附子湯、真武湯について補脾（胃）、補腎の治の先後について論を進める。附子湯、真武湯の両証は共に先に腎陽の不足により脾（胃）が

表1　脾胃と腎の生理機能

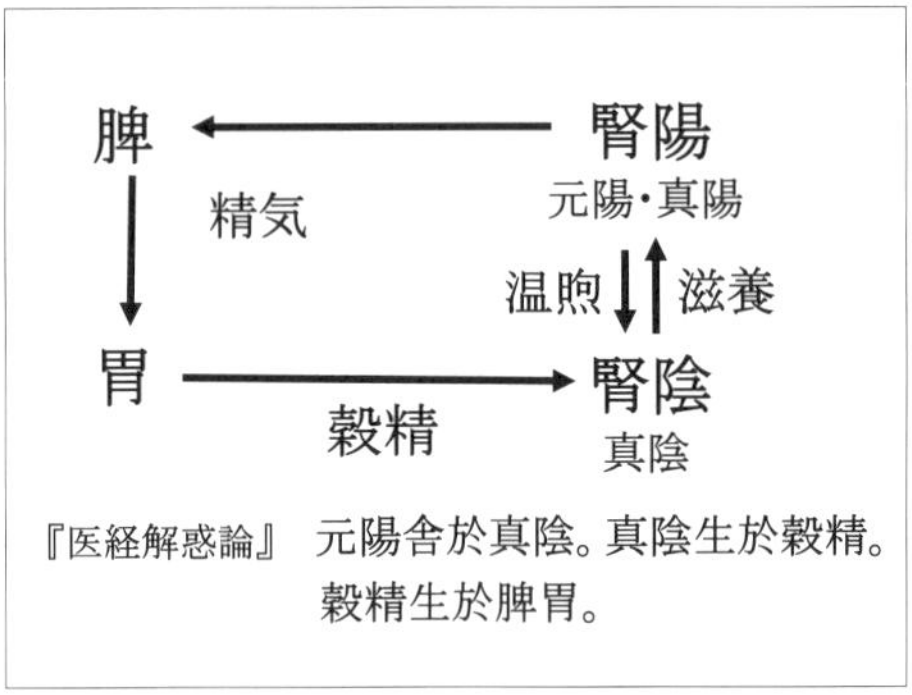

脾
腎陽
元陽・真陽
精気
温煦
滋養
胃
腎陰
穀精
真陰
『医経解惑論』　元陽舎於真陰。真陰生於穀精。
穀精生於脾胃。

表２　脾（胃）と腎の相互関係

先人の説

補腎不如補脾。　　補脾不如補腎。

孫兆（傷寒方）、他　　程応旄（傷寒論後条弁）、他

二説は相関連する。
病態により補脾、補腎に先後がある。
内藤希哲『医経解惑論』

表３　脾胃と腎の相互関係

古人云く、“補脾は補腎に如かず”と、
また云く、“補腎は補脾に如かず”と。
二説相乖くが如くなれども各及ぶことあり。
夫れ腎は精神（精氣）の舎、生命の根たるは、
其れ元陽（腎陽）にあるに以るなり。然り元陽は
真陰（腎陰）に舎る。真陰は穀精より生じ、
穀精は脾胃より生ず。中略。 故に凡そ百病、
脾胃虚するものは、腎虚すると雖もしばらく
之を置き、先に脾胃を調へ、その力、飲食薬餌
の運化を足し而して後に其の腎を補うべし。

内藤希哲『医経解惑論』

衰憊し、津液が不足した虚寒証である。裏の寒飲と表寒の双解を目的とした附子湯は、炮附子を二枚とし腎陽から脾（胃）への精気の伝搬を強め、白朮を倍量とし人参を加味し、脾胃の正気を賦活している。一方、真武湯証は脾胃の衰憊が附子湯証より著しい。そのため真武湯は炮附子を一枚とし、腎陽から脾（胃）への精気の伝搬を緩やかにし、茯苓・芍薬・白朮と共に専ら水滞を疏泄し津液偏在の是正を目的としている。このように、附子の増減は脾（胃）と腎との相互関係によるものである。

5. 附子湯、真武湯に生附子ではなく、炮附子が用いられる理由

少陰病位に在る附子湯、真武湯は腎の陰陽が共に虚した病態に在る。315条 白通加猪胆汁湯条に〝脈暴出者死、微續者生〟と記述されているように、生附子は腎陽から精気を一気に放出し、腎は疲弊し病態は反って悪化し、白通加猪胆汁湯証に至る。翻って炮附子は腎の精気を緩やかに脾（胃）に送り、胃の陽気を回復させ、穀精を腎陰に送ることが可能となる。

6. 生附子を含む薬方群について

(1) 生附子を含む薬方証

少陰病は腎陽が虚し腎陰（津液）が衰耗し、寒気が勝っている病態である。それに適応する薬剤中、生附子を含む薬剤は乾姜附子湯、四逆湯類、白通湯類である。ことに臨床で頻用される真武湯と四逆湯との運用について、浅井貞庵が貴重な口訣[5]を遺している。

真武湯ノ場ニ四逆湯ヲ用ヒハ、水寒　陽ヲ各拒スルナリ、熱候ヲ上外ニ現スヘシ。

表４　真武湯・附子湯の脾（胃）と腎との病的相互関係

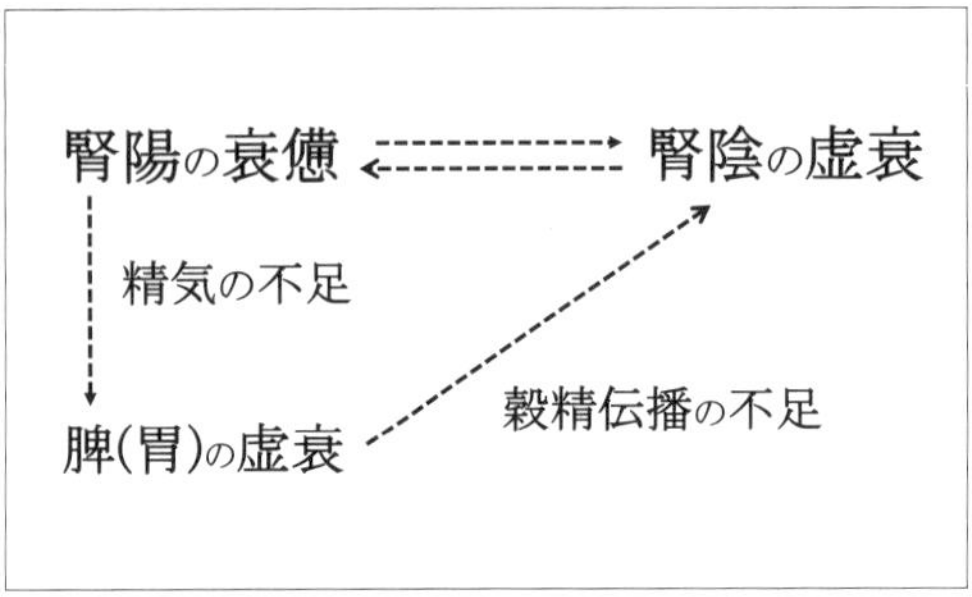

腎陽の衰憊
腎陰の虚衰
精気の不足
脾(胃)の虚衰
穀精伝播の不足

表５　四逆散証に真武湯の投与

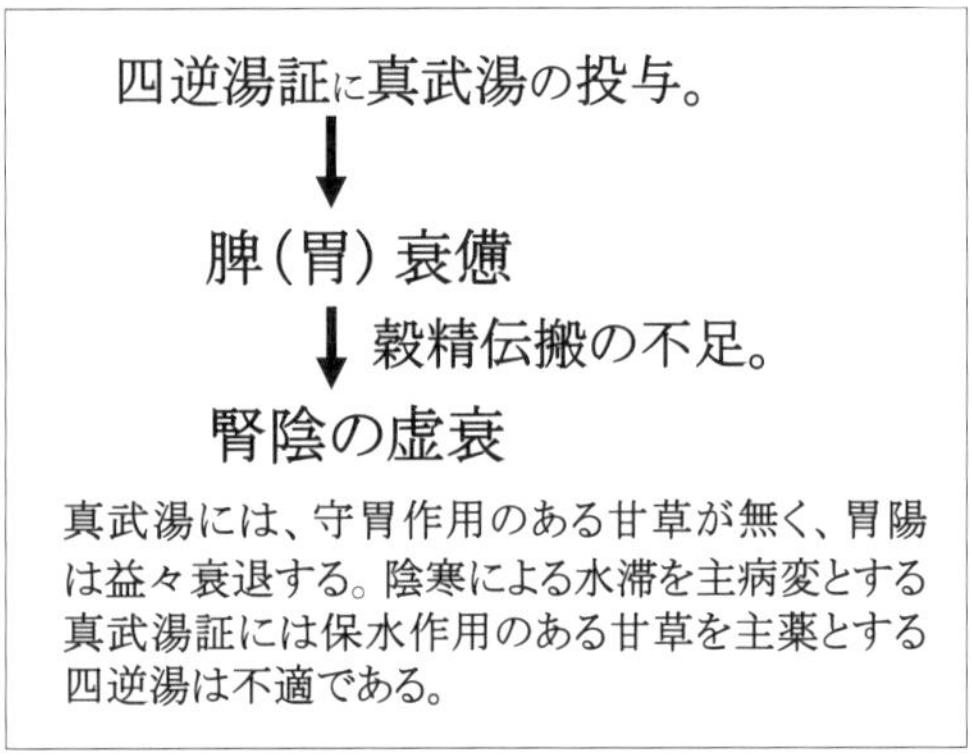

四逆湯証に真武湯の投与。
脾（胃）衰憊
穀精伝搬の不足。
腎陰の虚衰
真武湯には、守胃作用のある甘草が無く、胃陽は益々衰退する。陰寒による水滞を主病変とする真武湯証には保水作用のある甘草を主薬とする四逆湯は不適である。

四逆湯ノ場ニ真武湯ヲ用ヒハ、胃陽愈衰エテ時ヲ失フヘシ。

この浅井貞庵の口訣は、炙甘草の有無による真武湯、四逆湯の効能の相違を述べたものである。すなわち炙甘草は前者には含まれず、後者では君薬である。この口訣の理解には、先述の脾（胃）と腎との相互関係を礎に勘案すべきである。

真武湯は病的体液の逐水、津液偏在の是正を目的としており、炙甘草を含む四逆湯は脾（胃）の回陽と津液の補益である。言い換えれば炙甘草を含む四逆湯は補脾（胃）が先んずる。補腎を先んずべき真武湯証に四逆湯を用いたならば腎陰の働きはさらに低下し水寒が溢れ、水滞が著しくなり、腎陽の循行が阻まれ虚熱が上外に現れる。すなわち上熱下寒となり、裏寒は陽を格（阻む）し虚熱が現れる。ちなみに、上とは上焦を指し、外とは病位を表す表裏内外の外を指し、身体浅部の意である。翻って四逆湯証に守胃作用のある炙甘草を含まない真武湯を用いたならば、胃の陽気は疲憊し、回復の時を失う。（表4、表5）

表6　構成生薬

四逆湯	：	甘草　乾姜　附子
白通湯	：	葱白　乾姜　附子

(2) 臨床例

このような誤治の治験は、筆者は未経験である。研究仲間、高木嘉子氏の治験を紹介する。ただし20数年前の治験で未発表のものである。

患者は18歳の男子学生であった。某年2月、バスのスキーツアーに参加し、その帰途、疲労困憊し体調を崩し下痢症状をきたし、翌朝来院した。便臭の少ない水瀉性下痢で、四逆湯証と診て煎剤の服用を進めたが、寮生活により湯液の服用は無理とのことで、やむなく真武湯エキス剤を投与した。その2日後、再び来院した。下痢が止まらず、症状はさらに激化、飲食を摂れば、その直後にやや黄色の水様便を排出していた。近隣の薬局で作らせた四逆湯の煎液を服用させたところ、漸次下痢は止まり、2時間後には全身症状の回復の兆しが現れた。

この口訣、症例にみられる四逆湯と真武湯と効能の相違は四逆湯と白通湯との甘草の有無による効能の相違と同じである。

(3) 四逆湯と白通湯との効能の相違

四逆湯と白通湯の構成生薬の相違は、表6のごとく炙甘草と葱白の有無である。病態分析よりみれば炙甘草の有無による相違である。両湯共に補腎、補脾（胃）の効能があるが、先述のごとく補腎、補脾（胃）については、四逆湯は後者が先んじ、白通湯は前者が先んずる（表7）。症例を提示する。

① 自治験

20数年前の著者の経験を略述する。

某日水様便を排出し、下利清穀と診て四逆加人参湯を服用。その後症状の寛解が得られず、同湯を服用するごとに、益々症状が激化したが白通湯の一服で治癒に至った。（表8）

② 広東医学・祖国版の症例

眩暈、四肢逆冷、胸満、汗出が認められた症例の治療経過である。当初は四逆湯の服用により暫時の小康が得られた。しかし繰り返して四逆湯を投与し、その効能が切れるごとに漸次症状が激化し、遂に白通湯により症状の回復がみられた症例である。

③ 四逆湯、白通湯による著者の経験

患者は90歳の女性である。主訴は急性下痢。骨粗鬆症により胸腰椎多発性圧迫骨折をエルカトニン注射と附子理中湯合生脈散により治療中であった。某年秋、夕食後、熟した柿を食し、その翌黎明より下痢が始まり、夕刻頃には10数回未消化便を排出する

表7　四逆湯と白通湯の効能

その相違は甘草の有無による。

- ○ 四逆湯は補脾(胃)が先んずる。
  四逆湯：補脾（胃）＞補腎
- ○ 白通湯は補腎が先んずる。
  白通湯：補腎＞補脾（胃）

表8　自治験の症状経過

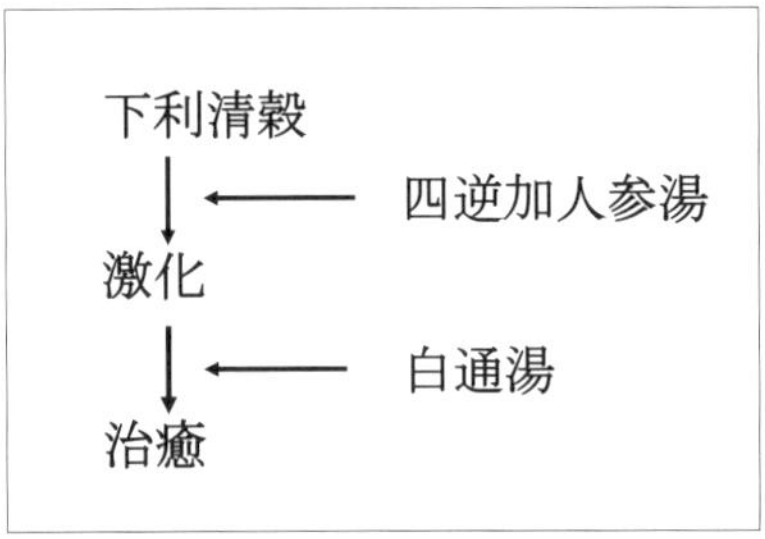

に至り来院した。四診の所見に基づき四逆加人参湯を投与し、第3病日には普通便に回復した。その後引き続いて服用中、第11病日夕刻に一夜干しのイカを食し、その翌朝から再び未消化の水様便を排出するに至り白通湯に転方し、その翌朝には有形便を排出し回復に向かった。排便回数の経過を図1に提示した。

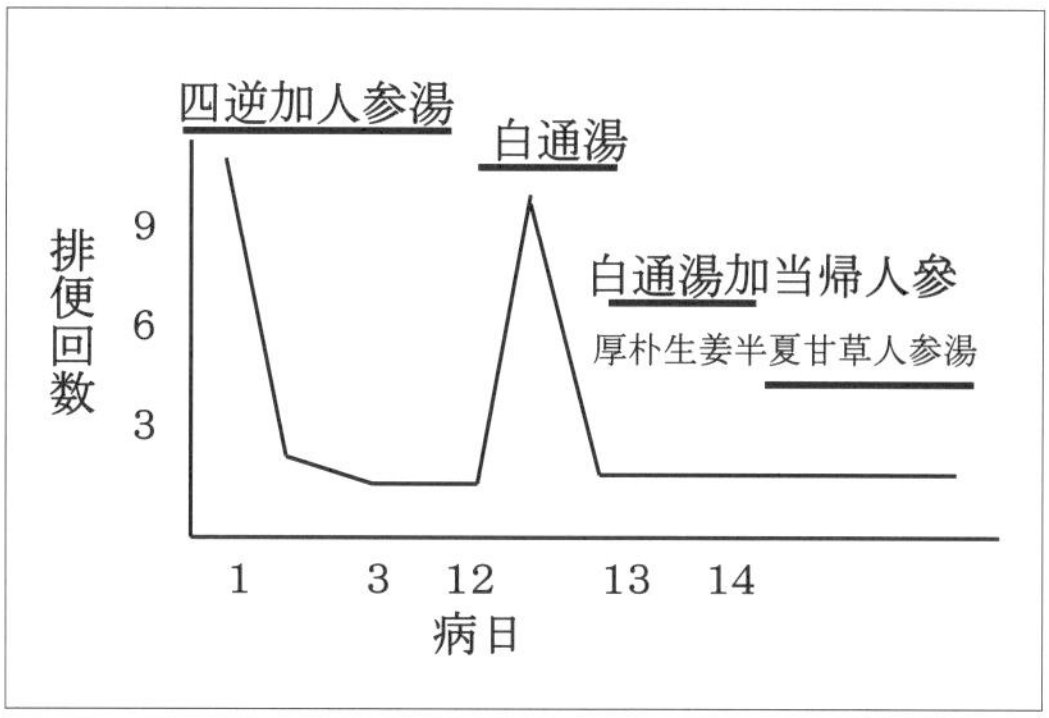

図1　90歳女性急性下痢症例の排便回数の経過

表9　通脈四逆湯と白通加猪胆汁湯

317 少陰病、
下利清穀、裏寒外熱、手足厥冷、脉微欲絶、
身反不悪寒、其人面赤、・・・通脈四逆湯主之。

誤治による四逆湯の投与。
或いは白通湯証の激化。

315 少陰病、
下利、脉微、与白通湯　利不止、厥逆無脈、
乾嘔、煩白通加猪胆汁湯主之。

【小括】①、②は補腎が先んじ、③では当初は補脾（胃）が先んじていたが、その後、高齢による腎虚の治療が先んずる病態に至ったものと考えられる。広東医学の症例について、劉渡舟氏(6)の論評の概略は〝乃ち寒が少陰から厥陰に入り、厥陰と少陰とが重なった病態では、…四逆湯は無効で白通湯である〟と。白通湯、四逆湯共に少陰病に属す薬方であり、315条 白通加猪胆汁湯条と317条 通脈四逆湯条とは両湯の接点を示唆する病状を述べているが（表9）、この二薬方証が併存する病態を明記した条文はない。補腎、補脾（胃）の先後を考えるべきである。

315条 少陰病、下利、脈微者、與白通湯。利不止、厥逆無脈、乾嘔、煩者、白通加猪胆汁湯主之。服湯、脈暴出

者死、微続者生。

317条　少陰病、下利清穀、裏寒外熱、手足厥逆、脈微欲絶、身反不悪寒、其人面色赤、或腹痛、或乾嘔、或咽痛、或利止脈不出者、通脈四逆湯主之。

(4) 四逆湯証、白通湯証の臨床鑑別

四逆湯証、白通湯証共に臨床像は近似し、鑑別に慎重を要する。鑑別点を、条文に記述された症候を参考にし、著者の経験を加えた諸症状を表10に提示する。

前者には、発熱、煩躁、汗出、假熱症状があるが、後者にはほとんどみられない。下痢については、条文では前者は、〝下利、清穀下利〟とあり、後者では〝下利、利不止〟とあるが、臨床では、筆者は両湯共に下利（消化便）、清穀下利（未消化便）を経験しており、鑑別が困難なこともある。しかし後者は黎明から午前中に集中し夜間には現れないのが鑑別のポイントである。

表10　白通湯類と四逆湯類

	白通湯類	四逆湯類
下利	午前中に多い。殊に早朝起床時から午前中。 泥状・水様性・水瀉性 消化便～未消化便	時間経過を問わず。 泥状・水様性・水瀉性 消化便～未消化便
腸鳴	比較的多い。	ない。
仮熱症状	稀にあり。	あり。
煩躁	日中。	昼夜を問わず。
発汗	ほとんどない。	あり。
疼痛	ほとんどない。	あり。

7. 羸痩の人、老小児に於ける附子の用量

『備急千金要方』巻第七、風毒脚気には、〝虚人は三建（烏頭・附子・天雄の合称）は皆炮ず、實人には亦生に用ゆべし〟、〝老人は少なくして之を服す〟、〝少壮の人には熬練するところなし。虚、老人に微しく之を熬る〟などの記述がみられ、巻第八、諸風には〝彊（強）人は四服に分け羸人は六服に分ける〟、〝老小には之を半ばす〟と

の記述がみられる。

また『傷寒論』29条には、四逆湯の服用に〝強人は大附子一枚、乾姜三両とすべし〟とし、『金匱要略』烏頭煎には、〝強人は七合を服し弱人は五合〟と服用量が指示されている。

このように病人、痩人、老人、乳幼児には附子中毒（副反応）を起こり易く、少量から投与すべきを教えている。翻って元来から健康な人、すなわち抗病能力のある人には生附子、または分量を多くして用いてもよいとしている。この『備急千金要方』の説は、筆者の臨床経験に合致しており、附子の運用には基本的なことである。

8. 有熱時の附子剤の用法

『傷寒論』には有熱時に附子剤を指示した条文がある。

82条 太陽病、発汗、汗出不解、其人仍発熱、心下悸、頭眩、身瞤動、振振欲擗地者、真武湯主之。
225条 脈浮而遅、表熱裏寒、下利日晡所清穀者、四逆湯主之。
301条 少陰病、初得之、反発熱、脈沈者、麻黄細辛附子湯主之。
317条 少陰病、下利清穀、裏寒外熱、手足厥逆、脈微欲絶、身反不悪寒、其人面色赤、或腹痛、或乾嘔、或咽痛、或利止脈不出者、通脈四逆湯主之。
337条 下利清穀、裏寒外熱、汗出而厥者、通脈四逆湯主之。
377条 嘔而脈弱、小便復利、身有微熱、見厥者難治、四逆湯主之。
388条 吐利汗出、発熱悪寒、四肢拘急、手足厥冷者、四逆湯主之。
389条 既吐且利、小便復利而大汗出、下利清穀、内寒外熱、脈微欲絶者、四逆湯主之。

(1) 条文の論旨

真武湯証、四逆湯、通脈四逆湯の各証は虚寒証に属し、麻黄附子細辛湯は虚実混淆証である。（表11）

225条 四逆湯条の表熱裏寒、317条 通脈四逆湯条の裏寒外熱、389条 四逆湯条の内寒外熱は真寒假熱で寒厥に属し、350条 白虎湯条の〝傷寒、脈滑而厥者、裏有熱〟は身熱假寒で熱厥に属す。この寒厥、熱厥の鑑別には脈候を第一義とし、前者は虚熱で脈微細であり、後者は実熱で脈沈緊、脈力が強い。臨床では、虚熱ではあるが高熱が現れ、口渇、白苔、譫語がみとめられ、恰も少陽病のごとき病状が現れる場合がある。しかし脈状は芤脈を呈し四逆湯、真武湯が適する病態であり注意を要する。

〈注〉芤脈：浮大で軟らかく、強く按圧すると中空でネギをつまんだような触覚である。

表11　虚寒証と虚実混淆証

発熱

／　＼

虚（熱感を自覚せず）	虚実混淆
真武湯	麻黄細辛附子湯
四逆湯類	麻黄附子甘草湯

(2) 臨床例

男性、60歳である。日頃健康であった。沖縄観光から帰宅し、その翌朝より感冒症状と共に下痢が始まった。太陽と陽明の合病とみて葛根湯（煎液）を投与したが、症状の回復はみられず、昼頃には発熱38℃、泥状の下痢便を数回排泄した。その夕刻には頻々と便意を催し水瀉性下痢便を排泄するに至った。口渇を訴え、発熱39℃。しかし熱感は少なく、排尿もほとんどなく、ぐったりとしとした有様であった。舌候は紅舌、舌背は乾燥したやや厚い白苔で被覆され、舌下静脈は萎縮していた。脈状は浮脈であるが按圧により微弱となり、芤脈と診た。腹候では、特記すべき所見は認められなかった。大便は水様性で便塊はないが消化性下痢であり、便臭は強くなく真武湯証と診た。煎剤を服用して漸次下熱し始め、その翌朝には、諸症状は消失し、回復に向かった。

9. 附子中毒（副反応）について

(1) 附子の中毒症状

漢方医学書には、初期、中期、末期の症状が記載されている。（表12）
附子中毒は、過量、感受性、復温障害によるものである。過量は論外として感受性によるものは、投与量の多少に関わらず起こる可能性がある。**復温障害とは、体を急激に温めると、あらゆる生体反応が一気に活性化され、それにより臓腑間の機能が不調和となり、細胞や組織を害する病的状態に陥ることである。**言い換えれば寒冷、疲労により新陳代謝が低下している場合に、附子の温熱作用が強すぎる場合には、臓器間の生理機能がアンバランスとなり附子中毒（副反応）が発生する。臨床的には自律神経系の失調による症状と思われる。中期、末期の重い症状は循環器系の障害による症状が多く、次のような病態が考えられる。

○ 刺激伝導系への負荷（不整脈）
○ 冠動脈系への負荷（狭心症）
○ 附子の温熱、利水作用により静脈環流が上昇し負荷がかかる場合（四肢の水滞・浮腫、心不全）

筆者の経験では、初期症状はおおむね服用中止により回復している。修治したブシ末（エキス剤）を含む方剤では初期症状に限られているが、中期、末期症状は、炮附子、生附子を含む煎剤、丸薬の場合にみられ、

表12　附子の副反応（中毒）

初期
シビレ感、灼熱感、蟻走感、眩暈、顔面紅潮、不整脈、心悸亢進、胸部不快感。

中期
流涎、悪寒、冷汗、悪心嘔吐、腹痛、起立歩行不能、下痢。

末期
四肢厥冷、血圧低下、瞳孔散大、呼吸麻痺、心停止。

『附子の研究』文献篇　出版科学綜合研究所、1981

アトロピン、副腎皮質ホルモンの先行投与が必須である。

(2) 復温障害によると思われる中毒症例の経験

女性、83歳、156cm、47kg。20数年来、当院で関節リウマチを治療中であり、X年3月、泥状便、呼吸促迫、口乾咽燥を認める。四逆湯合生脈散を服用していた。某日、高血圧の治療で、掛かりつけ医の受診までに長時間を要し、疲労困憊し夕刻帰宅した。午後7時頃、常服の煎薬を服用。しばらくして口唇・舌にシビレ感を覚え、8時頃には全身にシビレを覚え、顔面蒼白となり、冷汗をかき、四肢の厥冷が認められるに至った。意識は明瞭であった。血圧76／40mmHg。脈拍56／分。アトロピン、副腎皮質ホルモンの点滴静注による応急処置後、10時頃には通常の状態に回復した。その後同湯を服用中であるが、中毒症状は現れていない。

四逆湯加人参湯合生脈散：甘草3g、乾姜3g、炮烏頭1g、人参1g、麦門冬10g、五味子3g、烏頭0・12g：アコニチン系アルカロイド率0・262％、アコニチン系アルカロイド量314・4μg

掛かりつけ医の処方薬：フルイトラン（1）1錠／日、レニベース（2.5）1錠／日

10. 附子剤が適応する証候について

附子剤は配合の違いにより、適応が各薬方証により異なる。各薬方証に於ける主要な症候について略述する。

(1) 脈 候

① 脈浮虚

浮脈は表脈で弱脈である。虚脈は内に力のない脈である。この脈候は174条桂枝附子湯条にみられる脈候である

が、12条の〝陽浮而陰弱〟に由来する。この〝陽浮〟は病態が陽位に在るを指し、〝陰弱〟は陰位にあるを指す。すなわち病態は表証に裏寒証を兼ねたものであり、この脈候は20条 桂枝加附子湯証、175条 甘草附子湯証に現れる。また91、364、372の各条文は桂枝湯証と四逆湯証の併病であり、この脈候が該当する。さらに305条 表裏双解の附子湯証にも現れることもある。

12条 太陽中風、陽浮而陰弱、陽浮者、熱自発、陰弱者、汗自出、嗇嗇悪寒、淅淅悪風、翕翕発熱、鼻鳴乾嘔者、桂枝湯主之。

91条 傷寒、医下之、続得下利清穀不止、身疼痛者、急当救裏。後身疼痛、清便自調者、急当救表。救裏宜四逆湯、救表宜桂枝湯。

174条 傷寒八九日、風湿相搏、身体疼煩、不能自転側、不嘔、不渇、脈浮虚而渋者、桂枝附子湯主之。若其人大便鞕、小便自利者、去桂加白朮湯主之。

175条 風湿相搏、骨節疼煩、掣痛不得屈伸、近之則痛劇、汗出短気、小便不利、悪風不欲去衣、或身微腫者、甘草附子湯主之。

364条 下利清穀、不可攻表、汗出必脹満。

372条 下利腹脹満、身体疼痛者、先温其裏、乃攻其表。温裏宜四逆湯、攻表宜桂枝湯。

②脈浮而遅

この脈候は、表熱裏寒証である。この浮脈は芤脈に近似し、指頭按圧により触知不能となる。この表熱裏寒証の表熱は実熱ではなく虚熱であり、例え高熱であっても下熱剤を与えれば生命の危機にさらされる危険な証候である。すなわち裏虚裏寒証である。脈浮であるが遅脈を見誤ることなく、四逆湯を与えなければならない。

225条 脈浮而遅、表熱裏寒、下利清穀者、四逆湯主之。

③脈沈微

沈微は裏虚裏寒の極地にある病態に現れる脈候である。沈は陰寒が裏にあり、微は腎陽が虚して脈力が極めて弱い脈であり、以下の条文に記載されている。

61条 下之後、復発汗、昼日煩躁不得眠、夜而安静、不嘔、不渇、無表証、脈沈微、身無大熱者、乾姜附子湯主之。

92条 病発熱、頭痛、脈反沈、若不瘥、身体疼痛、当救其裏、宜四逆湯。

285条 少陰病、脈細沈数、病為在裏、不可発汗。

305条 少陰病、身体痛、手足寒、骨節痛、脈沈者、附子湯主之。

323条 少陰病、脈沈者、急温之、宜四逆湯。

④厥逆無脈。脈微欲絶。

厥逆とは、激しい下痢により水穀、津液が尽き果て、陽気が虚衰し四肢を温煦することが出来なくなった現象である。無脈とは白通湯証の〝脈微〟がさらに劇化し、脈が触知されなくなるように感じられるが極く微かに触れる症候である。

脈微欲絶とは、未消化性下痢、大量の汗出、嘔吐などにより陽気が亡くなり津液が尽き亡陰に至り、生命存続の危機にある脈状である。

315条 少陰病、下利、脈微者、與白通湯。利不止、厥逆無脈、乾嘔、煩者、白通加猪胆汁湯主之。服湯、脈暴出者死、微続者生。

317条 少陰病、裏寒外熱、手足厥逆、脈微欲絶、身反不悪寒、其人面色赤。或腹痛、或乾嘔、或咽痛、或利止脈不出者、通脈四逆湯主之。

389条 既吐且利、小便復利而大汗出、下利清穀、内寒外熱、脈微欲絶者、四逆湯主之。
390条 吐已下断、汗出而厥、四肢拘急不解、脈微欲絶者、通脈四逆加猪胆汁湯主之。

⑤脈緊弦 脈弦而緊・脈沈弦緊

脈緊弦、弦而緊・沈緊は共に腹満寒疝宿食病篇の大黄附子湯、大烏頭煎の脈候である。この弦は、少陽の弦脈ではなく、同編の冒首にある〝趺陽の脈、微弦、法は当に腹満すべし。……両胠は疼痛す。此れ虚寒が下より上るなり〟の微弦の弦に該当する。緊は太陽では、寒邪が表に在る時には浮緊であるが、少陰では虚寒により衛気が行らず、沈緊として疼痛を発する、との意である。

腹満寒疝宿食病篇
・脇下偏痛、発熱、其脈緊弦、此寒也、以温薬下之、宜大黄附子湯。
・腹痛、脈弦而緊、弦則衛気不行、即悪寒、緊則不欲食、邪正相搏、即為寒疝。
寒疝遶臍痛、若発則白汗出、手足厥冷、其脈沈緊者、大烏頭煎主之。

(2) 悪寒 悪風

悪寒、悪風は桂枝・麻黄剤、石膏剤が適応するものと附子剤のものとがあるが、全身の病状の精診を要する。
悪寒は68条 芍薬甘草附子湯、155条 附子瀉心湯、304条 附子湯、353条 四逆湯、385条 四逆加人参湯、腹満寒疝宿食病篇・烏頭煎の各条にみられる。悪風は20条 桂枝加附子湯、175条 甘草附子湯の2条にみられるが、22条 桂枝去芍薬加附子湯の微寒は脈微而悪寒と理解している。

(3) 厥逆、厥冷、逆冷、厥、寒

手足の寒冷は附子剤の重要な投与目標の一つである。これらの症候は、軽重、浅深の差があるが四肢の寒冷を指し、概ね手足より肘膝まで及ぶ。病因は陰陽の気が調和せず、陽衰陰盛により四肢の温煦が不足、ないしは不能となり、寒冷が生ずる。ただし陽病篇にも手足厥冷を説く条文がある。三陽の合病を説く219条 白虎湯条の、〝発汗則譫語、下之則額上生汗、手足厥冷〟とは、誤治により精気が虚脱し附子剤の適応する病態となる。

手足厥逆　：317条 通脈四逆湯
　　　　　　腹満寒疝宿食病・『外台』烏頭湯
手足厥冷　：388条 四逆湯　腹満寒疝宿食病・大烏頭煎
厥逆・厥冷：353条 四逆湯　354条 四逆湯　315条 白通加猪胆汁湯　腹満寒疝宿食病・赤丸
逆冷　　　：腹満寒疝宿食病・烏頭桂枝湯
厥　　　　：338条 烏梅円　390条 通脈四逆加猪胆汁湯
手足寒　　：305条 附子湯　324条 四逆湯
臓厥・蚘厥：338条 烏梅円

(4) 疼　痛

疼痛は附子剤運用の重要な症候である。附子剤を投与すべき証と診断すれば、いかなる病気による疼痛であっても有効である。疼痛に言及する薬方を部位別に挙げる。

①腹部

317条 通脈四逆湯・腹痛 腹中痛（方後）
390条 通脈四逆加猪胆汁湯・四肢拘急。
316条 真武湯・腹痛。
腹満寒疝宿食病
烏頭湯・腹中絞痛。 烏頭桂枝湯・腹中痛。 大烏頭煎・臍を繞って痛む。
附子粳米湯・腹中痛寒気雷鳴切痛。

②四肢、身体

92条、372条 四逆湯：身体疼痛。 338条：四肢拘急。
353条 四逆湯・内拘急・四肢疼。
174条 桂枝附子湯・身体疼煩。
175条 甘草附子湯・骨節疼煩。
304条 附子湯条・骨節痛、身体痛。
316条 真武湯・四肢沈重疼痛。
390条 通脈四逆加猪胆汁湯・四肢拘急。
血痺虚労病：八味丸・腰痛。
腹満寒疝宿食病：大黄附子湯・脇下偏痛。
中風歴節病：烏頭湯・病歴節不可屈伸、疼痛、桂枝芍薬知母湯・諸肢節疼痛。
胸痺心痛短気病：薏苡附子散・胸痺

赤石脂丸・心痛背に徹し背痛心に撤す。

九痛丸・九種の心痛を治す。

瘡癰腸癰浸淫病：薏苡附子敗醤散・腸癰。

(5) 下　痢

下痢に適応する附子剤は、真武湯、四逆湯類、白通湯類である。陽病の下痢は便臭が強く、排便後の肛門部の灼熱感、残便感、裏急後重がみられる。陰病の下痢は便臭は弱いか、あるいはほとんどなく、排便後の肛門部の痛み、違和感はなく、倦怠感を伴うことが多い。真武湯証の自下利は陰寒・水気停滞による腸管の機能不全によるものである。

①真武湯証と四逆湯類証・白通湯類証との鑑別

真武湯証と四逆湯類・白通湯類証との鑑別は全身所見（表）に基づくべきであるが、前者は消化性下痢であり、便臭がやや残存し、便器に便が浮いているが、後者は不消化性下痢が多く、便臭もほとんど無く、便が沈澱する傾向にある。

②四逆湯類証と白通湯類証との鑑別

四逆湯証には〝下利、大下利、下利清穀〟とあるが、白通湯証には〝下利、利不止〟のみである。

筆者の治験によれば、両証共に消化性下痢、未消化性下痢を認めており便の性状のみでは鑑別は不可能である。臨床では白通湯証の〝下利〟は急性慢性を問わず、日中ことに早朝から午前中に現れる。翻って四逆湯証の〝下利〟は、急性症では昼夜を問わず現れる。黎明の下痢については、両証の鑑別は困難であるが、四逆湯証の〝下利〟は胃腸虚弱者に多い。

結　果

『傷寒論』、『金匱要略』にある附子・烏頭剤の用法を規範とし臨床に運用すべきである。

附記：条文番号は日本漢方協会学術部編『傷寒雑病論』、東洋学術出版、2000に拠った。

参考文献

(1) 福田佳弘ほか：第26回漢方治療研究会講演要旨集、東亜医学協会、P3～5、2016
(2) 陶弘景：本草経集注・尚志鈞、尚元勝 輯校、人民衛生出版、P53、1994
(3) 唐慎微：経史証類備急本草（三）、復刻版、東洋医学書善本30、P7、1992
(4) 内藤希哲：医経解惑論、脾腎標本論、近世漢方医学書集成70、名著出版、P428、1938
(5) 浅井貞庵：静観堂方考、日本漢方名医処方解説・古方系2、P876、1989
(6) 李培生、劉渡舟篇：高等中医学院校教学参考書、傷寒論、人民衛生出版、P438、1985

桂枝加竜骨牡蛎湯証について

緒論

桂枝加竜骨牡蛎湯は『金匱要略』血痺虚労病編にみられる方剤であり、その構成生薬は桂枝湯に竜骨、牡蛎が加味されたものである。しかし先人の説く条文の解釈は理解し難い箇所が多い。本方の運用を、先人の口訣のみに依存するだけでは向後の運用に限界がある。本方の新しい運用には、条文の意義を充分に理解、把握してこそ可能ではないかと考える。先ず本方証発症の素因である虚労から論を進める。

1. 虚労

『金匱要略』血痺虚労病篇の虚労に関する条文を挙げる。

・夫平人、脈浮大為労、極虚亦為労。
・男子面色薄者。主渇及亡血。卒喘悸脈浮者。裏虚也。
・男子脈虚沈弦。無寒熱。短気裏急。小便不利。面色白。時目瞑兼衄。少腹満。此為労使之然。
・労之為病。脈浮大。手足煩。春夏劇。秋冬瘥。陰寒精自出。酸削不能行。
・男子脈浮弱而濇。為無子。精気精冷。
・男子平人。脈虚弱微。喜盗汗也。
・人年五六十。其病脈浮大者。痺侠背行。若腸鳴馬刀餌瘡者。皆為労得之。

・脈沈小名脱気。其人疾行則喘。手足逆寒。腹満甚則溏泄。食不消化也。

・脈弦而大。弦則為減、大則為芤。減則為寒。芤則為虚。虚寒相搏、此名為革。婦人則半産漏下、男子則亡血失精。

これらの条文についての解釈は、大塚敬節著『金匱要略講話』[1]血痺虚労病に記載された詳細な解説に従う。「目瞑」は眩暈、「陰寒」は性的機能不全、「精自出」は精液の漏出、「酸削」は頭痛、腰痛、諸々の神経痛、「精冷」は精液の冷え、「脱気」は精気の喪失を指す。各条文に掲げられた諸々の症候は、生来の虚弱体質、性的機能低下、所謂神経症に属す。

宋版『巣氏諸病源候論』[2]には次のごとく虚労病の諸候が2群に分けて記述されている。

虚労諸病上・虚労候には「夫れ虚労とは五労、六極、七傷なり」との解説がみられる。

五労は志労、思労、心労、憂労、痩労を言い、また肺・肝・心・脾・腎の五臓の労に分けられている。六極とは、気虚、血虚、筋虚、骨虚、肌虚、精虚の六つの正気の虚損が挙げられている。さらに七傷については、陰寒、陰痿、裏急、精連連*、精少、精清*、小便苦数*・臨事不卒*など腎の機能低下による症候が掲げられている。

＊精連連：遺精、滑精。＊精清：精液不足。＊小便苦数：頻尿。

＊臨事不卒：房事における早漏。

次いで虚労病下・虚労失精候には次のごとき証候が列挙されている。

「腎気虚損、不能蔵精、故精漏失。其病小腹弦急、陰頭寒、目眶痛、髪落。其脈数而散者、失精也。凡脈芤動微緊、男子失精也」

この証候は、桂枝加竜骨牡蛎湯の条文とほぼ同じであり、意釋は後述する。

2. 桂枝加竜骨牡蛎湯条の解釈

〈条文〉

「夫失精家、少腹弦急、陰頭寒、目弦（一作目眶）、髪落、脈極虚芤遅、為清穀亡血失精、脈得諸芤動微緊、男子失精、女子夢交、桂枝加竜骨牡蛎湯主之。（趙開美本は少腹弦急、宋版は小腹弦急と作っている）」

先ず〝失精〟より論を進める。

(1) 失精について

① 『素問』疏五過論(3)

『素問』(3)疏五過論には「邪に中らずと雖も、病内従り生ず。名づけて脱衛と曰う。嘗って富み、後には貧しきは、名づけて失精と曰う」と、また『霊枢』(4)営衛生会論には「栄衛とは精気なり」との記述がみられる。さらに『諸病源候論』は「腎気は損し、精を蔵する能わず。故に精は漏失す。その病、小腹弦急し、目眶痛み、髪落つ。以下略」と解説し、『病源辞典』(5)は「気血虧け、血不足を致すを以って、一身を栄するを以てするに精液固まらず頻々に遺失す」と説いている。此等の論旨を要約すると、失精は外邪の侵入が無くても、身体内部から生ずる。すなわち失精とは精気が衰え、気力が虧け、血不足に至る病態である。

② 薛己の説

『古訓医伝』(6)の叙述より薛己の医案を引用する。

薛己ガ医案ニモ七種ノ失精ヲ載セタリ、其ノ文ニ曰、

「愚按遺精有四。有用心過度、心不摂腎而致者。有因色欲不遂精気失位、輸精而出者。有色欲大過、滑泄不禁

者。有年壮気盛久無色欲、精気満溢者。有小便出多不禁者、或不出小便、而自出、或茎中出而痒痛、常如欲小便者」

〈訓訳〉愚按ずるに遺精に四つ有り。心を過度に用い、心は腎に摂らずして致す者有り。色欲遂げずに精気位を失い、精を輸して出る者有り。色欲大過し滑泄し禁ぜざる者有り。年壮に気盛んにして久しく色欲無き者有り。小便出ること多くして禁ぜざる者、或いは小便出でずして自ら出ず、或いは茎中に出で而も痒痛して常に小便を欲するが如き者有り。

この四つの遺精の中で、筆者の治験で最も多くみられるのは、冒頭にある「有用心過度、心不摂腎而致者」である。「心不摂腎*」とは心腎不交の病態を指す。

＊摂：〝養う、助ける〟の意。

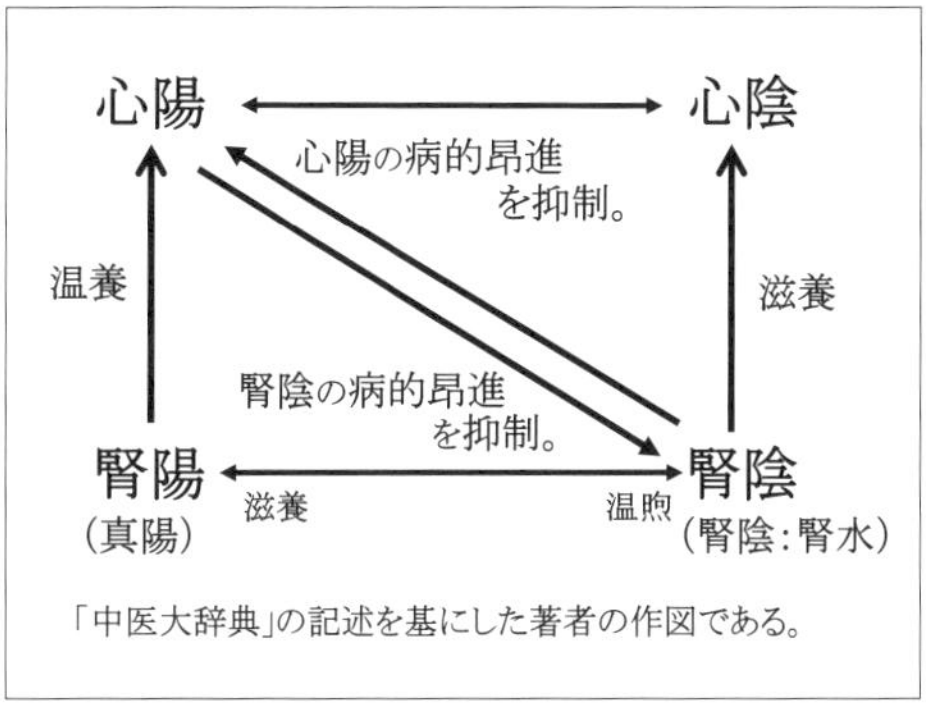

図1　心腎相交

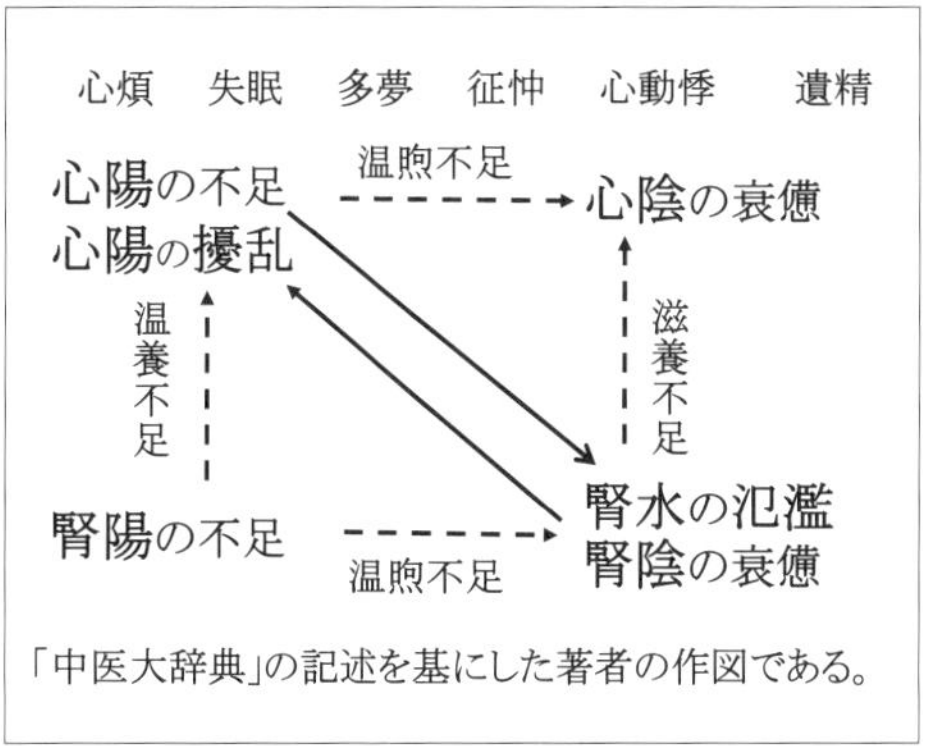

図2　心腎不交

③心腎相交(7)と心腎不交(8)による臨床症状

心腎相交とは、心と腎とが相作用し正常な生理活動を維持する。腎中の真陽（腎陽）は上昇し、能く心火（心陽）を温養し、心火は腎水（腎陰）の氾濫を能く抑制し真陽を助ける。腎水はまた能く心陰を益し、過度の亢進による心火を損わしめない。（図1）心腎不交とは心陽と腎陰との生理失調による病変を指す。（図2）その臨床症状[9]は、心煩、失眠、遺精、多夢、腰痠腿痛（腰・脚が気怠く鈍痛）目弦（眩暈）、耳鳴、或いは心悸、或いは咽乾、或いは夜間多尿、舌苔は少なく或いは無苔、脈数などである。

④桂枝加竜骨牡蛎湯の病態

魏茘彤[10]、尤在涇[11]、沈明宗[12]、徐忠可[13]、喜多村直寛[14]は本方の病態を心腎不交に由るものと述べている。宇津木昆台[15]は心腎不交の字句を用いていないが、叙述の内容は先人の説く心腎不交と同意である。先人の治験では、上中下の各焦に渉る有効例が報告されているが、筆者の治験では、薛己が医案に挙げている「用心過度、心不摂腎而致者」に一致すると思われる症例を多く経験している。

したがって本方の病態は、心腎不交すなわち腎陰心陽の両虚に因る精気の衰憊に因る失精と考える。（表1）

表1　桂枝加竜骨牡蛎湯の病態

心腎不交

魏茘彤（金匱要略本義）　尤在涇（金匱心典）
沈明宗（沈注金匱要略）　徐忠可（金匱要略論注）
喜多村直寛（金匱要略疏義）
宇津木昆台（古訓医伝）“心腎不交”の字句を用いず。

｜

腎陰心陽の両虚

↓

失精（気）

(2) “脈極虚芤遅為清穀亡血失精脈得諸芤動微緊”の解釈

条文中の「脈極虚芤遅為清穀亡血失精脈得諸芤動微緊」を「失精」で句読点をつけるべきか、「亡血」で切り、失精脈とするかで文意は異なる。先人の解釈は3つのグループに分類される。

①「脈極虚芤遅為清穀亡血、失精脈得諸芤動微緊」と読む。
山田業広[16]、大塚敬節[17]

②「脈極虚芤遅為清穀亡血失精、脈得諸芤動微緊」と読む。
王叔和[18]、魏茘彤[19]、徐忠可[20]、尤在涇[21]、喩嘉言[22]、曹頴補[23]、程林[24]、唐宗

海[25]、陳紀藩[26]、宇津木昆台[27]、多紀元簡[28]、浅田宗伯[29]
吉益南涯[30]

③脈状を後人の攙入として全て削除。

①の解説

脈極虚芤遅は清穀亡血である。失精の脈、芤動微緊は桂枝加竜骨牡蛎湯の脈状であるとの読みである。

『九折堂日記』 山田業広[31]

「極虚芤遅は則ち清穀亡血なり。夫れ芤動微緊の若きは、則ち失精の脈、是当に亡血を以て句と為す。失精の脈の三字は下の句に属すのみ。極虚芤遅は、既に失精の脈に非ず、清穀亡血は亦桂枝加竜骨牡蛎湯の宜しき所に非ず。蓋し将に失精の脈を掲げるは、清穀亡血の脈に波及するに因るなり」

「桂枝加竜骨牡蛎湯について」 大塚敬節[32]

「同じ虚労でも、清穀（完穀下利）や亡血（貧血）の時は、脈が極虚芤遅であるが、失精の時は脈が芤動微緊である。……また虚労でも脈極虚芤遅であれば、完穀下利や出血多量による貧血であるから、失精による虚労と区別しなければならない」

②の解説

「夫失精家、……、脈極虚芤遅、為清穀亡血失精」と読めば、失精が重複し、また脈状の「極虚芤遅」と「芤動微緊」との関連性が不明である。

論述は百家争鳴で理解し難いが、幾つかの論説の要点を紹介する。

『金匱要略本義』 魏茘彤[33]

「諸脈、但芤を得るとは、則ち中虚已に兆す。兼ねるに動而微緊とは、動は即ち短く、微は即ち弱なり。緊は即ち渋なり。芤中と為すは中空の脈を取得す」

『金匱要略論注』徐忠可(34)

「失精家の脈、復一ならず。苟も諸芤動微緊を得て、是れ男子、陰虚するを以て（心）*火を挟み、則ち失精す。女子陰虚するを以て火を挟み、夢交す」

＊（）：著者補入。

『金匱要略直解』程林(35)

「脈浮にして厥厥*として動揺し、転索すること常に無きが故に芤動微緊と曰う。此皆虚脈なり」

＊厥厥：ゆれ動くさまの意。索：縄、綱。

『古訓医伝』宇津木昆台(36)

「脈ノ虚芤ノ上ニ動微緊ヲ得ル者ハ、上逆ノ気勝リテ水気モ共ニ上ニ動揺スル故ナリ。…失精夢交ノ証ニ、脈ノ虚芤ト芤動微緊ト少シ上下ノ軽重アレバ天雄散ト桂枝加竜骨牡蛎湯トノ差別ヲトクト弁スベシ」

『腹証奇覧』稲葉文礼・和久田叔虎(37)

和久田叔虎は『腹証奇覧翼』に次のごとく述べている。

「凡そ脈に極芤遅の三証を極めてあらわすは、下利清穀か、亡血か、失精か、此三病の中の脈証の例なり。虚は、場所ありて物なきの義にて、浮大にして根なき脈を云う。芤は中のうつろなる脈を云う。遅はおそき脈。三脈倶に気血の虚に属して、陽気の衰えたる脈証なり。脈の虚……、以下を此の方の脈証に取るなり」

『金匱要略述義』多紀元堅(38)

山田業広の論述中にある多紀元胤の見解、「芤とは浮大、即ち微の反対。動とは鼓劇、即ち緊の反対、芤動と微緊とは自ら是れ二脈、則ち上文の脈大は労たり。極虚も又労たり」に賛同し、「按ずるに、魏氏は、此れ上に假熱あり、而も下に真寒ありと。然り、経文を熟繹するに上の熱は必とせざるに似たり」と述べている。

（芤は多紀元胤の説を引用）

『雑病論識』　浅田宗伯㊴

「浮大は労、極虚も労の意。諸は凡なり。按ずに四脈はみな虚候。失精家は宜しくこの四脈を診するを得、以て治を施すべし」

③の解説

『金匱要略精義』吉益南涯㊵

「脈諸芤動微緊を得れば、男子は失精、女子は夢交す」とだけ記載し、脈状は論じていない。

【小　括】

山田業広は、病態の転旋により脈状は芤動微緊より極虚芤遅に転変すると説き、大塚敬節は芤動微緊を一つの脈候と述べているが、極虚芤遅には論及していない。徐忠可は「脈は一ならず」とし、宇津木昆台は芤動微緊を桂枝加竜骨牡蛎湯、極虚芤遅を天雄散の脈候と解説している。また和久田叔虎は「凡そ脈に、極・芤・遅を三証を極めてあらわし、……」とし、多紀元胤は芤動と微緊とは二脈とし、浅田宗伯は芤動と微緊を四脈であると述べているが、いずれも脈の極虚芤遅には論及していない。筆者は、山田業広の説〝失精脈得諸芤動微緊〟は〝脈極虚芤遅、為清穀亡血〟に転変するとの説が最も妥当と考える。次いで極虚芤遅と芤動微緊の「芤脈」について論を進める。

(3) 芤脈について

『弁脉法』第十三章[41]に次のごとき記述がみられる。訓読は大塚敬節に依るものである。

「脈浮而緊。按之反芤。此為本虚。故当戦而汗出也。其人本虚。是以発戦。以脈浮、故当汗出而解也。若脈浮而数。按之不芤。此人本不虚」

〈訓読〉脈浮にして緊、之を按じて反って芤なるは、此れ本（もと）、虚となす。故に当に戦して汗出ずべきなり。其の人、本虚す。是を以て戦*を発す。脈浮なるを以っての故に当に汗出でて解すべきなり。若し脈浮して数、之を按じて芤ならざるは、此の人、本虚せず。

＊戦：戦慄

〈意釈〉「脈浮而緊」は、邪が表にあり、「反芤」はもともと裏が虚であることを意味する。「脈浮而緊。按之反芤」ならば治法は、先裏後表とするのが原則である。即ち四逆湯類により裏証が回復して後の邪正闘争では、戦慄して汗を出し邪は去り正気は回復する。「脈浮而数。按之不芤」ならば、もともと裏は虚していないから、麻黄湯、葛根湯により汗出により正気は回復する。

次いで『傷寒論』の条文中、芤脈が記述されている唯一の条文を引用する。

246条「脈浮而芤、浮為陽、芤為陰。芤浮相搏、胃気生熱、其則絶」

この条文は、王叔和『金匱玉函経』[42]の余論とされているが、同一の条文が『千金翼方』[43]にもみられ参考にすべきである。本条に関する諸家の解説を挙げる。

『傷寒遡源集』[44]は次のごとく述べている。

「浮は陽邪盛んなり。芤は陰血虚するなり。陽邪盛んなれば、則ち胃気は熱を生ず。陰血虚すれば津液は内竭す。故に其陽則ち絶す。絶とは断絶に非らず、敗絶の絶なり。陽邪は獨り治まり、陰気は虚竭し陰陽用を為すに相（とも）にせず、すなわち流通を相にせざるなり」と。

また『傷寒論後条弁[45]』は「脈浮而芤」を亡血失精と説き、『傷寒論攷注[46]』は「芤」は津液不足と述べ、『九折堂読書記[47]』は、「其陽絶」とは陰陽が乖離し精気が絶えることであると解説している。

〈意釈〉「脈浮而芤、浮為陽、芤為陰」とは、陰陽の相互関係が失調し、陽が盛んとなり、胃の陽気が病的に亢進して假熱を生じ、津液生産の機能を失う。換言すれば陰虚陽亢の一病態を述べたものである。

【小　括】

脈得諸芤動微緊から脈極虚芤遅への転変を著者は次のごとく考える。

表２　桂枝加竜骨牡蛎湯証

夫失精家、小腹弦急、陰頭寒、目眩一作目眶痛、髪落、脈極虚芤遅、為清穀亡血。失精脈、得諸芤動微緊、男子失精、女子夢交、桂枝竜骨牡蛎湯主之。

失精家
｜
芤動微緊。 ―（病態の激化）→ 極虚芤遅。
｜　　　　　　　　　　　　　　　｜
｜　　　　　　　　　　　　　　清穀亡血。
｜　　　　　　　　　　　　　　　｜
桂枝竜骨牡蛎湯証　　　　　　四逆湯類の各証

太陽証と少陰証の併存(併病)

脈得諸芤動微緊の動の字義について、『大漢和辞典[48]』は「動：ややもすれば、ともすれば。〔助字辯略〕、凡云動者、即兼動輒之義。乃省文也」と解説している。これに「芤動微緊」は、ともすれば微かに緊を帯びた浮脈であるが、按圧により消失し易い脈と理解している。因みに大塚敬節[49]は「短く動いて少しく緊っている、……浮いて幅もあり、大きい、わかりやすい脈」と述べている。この脈状の転変は、桂枝加竜骨牡蛎湯証より四逆湯類の各証に転旋し易いことを示唆している。この小察を拠り所に桂枝加竜骨牡蛎湯証を考察する。

3. 桂枝加竜骨牡蛎湯証

失精家の脈状が芤動微緊であれば、桂枝加竜骨牡蛎湯証である。しかし、何らかの理由で病状が激化すれば脈は極虚芤遅に至り清穀、亡血が現れる四逆湯類の各証に転旋する。言い換えれば、太陽証と少陰証の併存となり、治は併病の治法に従う。

（表2）

(1) 併病の治法

傷寒に併病を説いた条文は以下の二カ条である。

48条「二陽併病、太陽初得病時、発其汗、汗先出不徹、因転属陽明、続自微汗出、不悪寒。若太陽病証不罷者、不可下、下之為逆。如此可発汗。（以下略）」

〈意釈〉太陽病の初期に発汗したが、薬量不足、服用後の不節制、あるいは誤診などにより、病が治癒に至らず、邪が陽明に侵入し、悪寒は無くなっているが太陽証の自汗が微かにある。即ち微自汗の太陽・桂枝湯証と不悪寒の陽明証の併存（混淆）した病態である。太陽証がある場合には〝下す〟ことは逆治であり、二証の併存として太陽・桂枝湯証の先治を指示している。

220条「二陽併病、太陽証罷、但発潮熱、手足漐漐汗出、大便難而譫語者、下之則愈、宜大承気湯」

〈意釈〉邪の大部分が陽明病に侵入し、太陽証が弱まり、大承気湯証が現れている病態である。「漐漐汗出」は幾分か桂枝湯条「汗出」の病態が残存しているが、主病態は転旋して陽明にあり、「大便難而譫語」により、大承気湯の投与を指示している。ところで「太陽病証不罷」の〝罷〟の字義ついて、『字統』[50]は次の如く解説している。

「罷の字義　网（あみ）と能に従う。能は獣の形、獣に網して罷（つかれ）を待つの字である」と、さらに『大漢和辞典』[51]には「玉篇：罷、休也。集韻：罷、弱（よわまる）也」との記述がみられる。多くの解説書は「太陽証罷」の字句を〝太陽証の消失〟と解釈しているが誤りである。著者は〝弱〟の意とする。〝消失：消えてうせ

表３　“罷”の字義

罔《あみ》と能とに従う。能は獣の形、
獣に網してその罷《つか》れを待つ字である。
『字統』　白川静

〔玉篇〕 罷、休《やすむ》也。〔集韻〕 罷、弱《よわまる》也。
『大漢和辞典』 諸橋轍次

“罷”の字意を、多くの解説書は太陽証の“消失”と説明。
“消えてなくなる”の意ではなく、太陽証がなお残存している意。

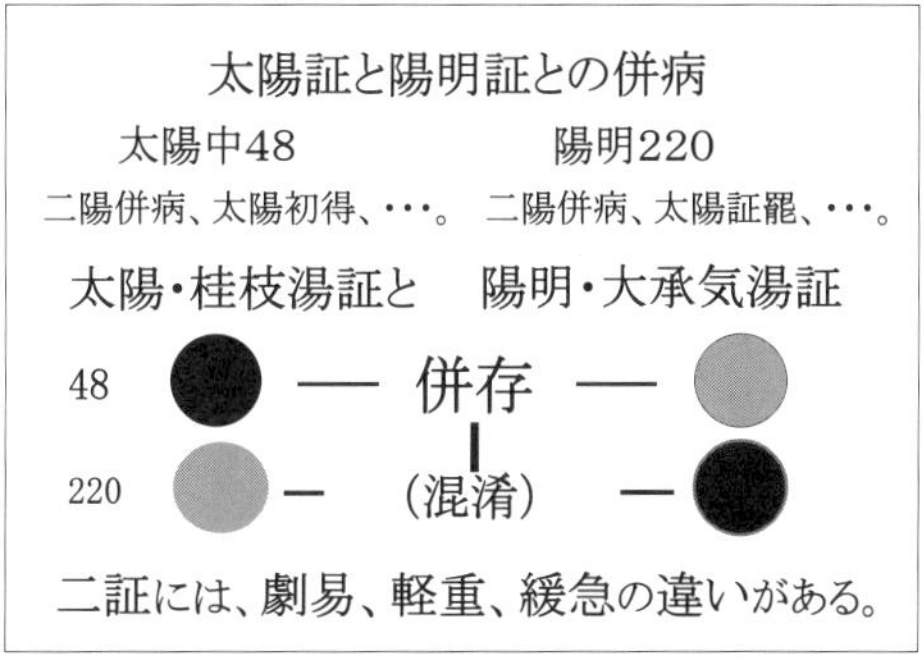
太陽証と陽明証との併病
太陽中48
陽明220
二陽併病、太陽初得、・・・。
二陽併病、太陽証罷、・・・。
太陽・桂枝湯証と
陽明・大承気湯証
48
220
併存
(混淆)
二証には、劇易、軽重、緩急の違いがある。
図３　併 病

る〟の意ではなく、主病変が陽明に転旋しているが、なお太陽証が残存している病態を言う。（表３）

ただし48条、220条の示す病態における二証間には、劇易、軽重、緩急の相違があることを認識すべきである。（図３）

(2) 脈候の転変について

脈候の芤動微緊から極虚芤遅への転変に参考とすべきは、太陽病中編の大承気湯条である。

37条「太陽中風、脈浮緊、発熱、悪寒、身疼痛、不汗出而煩躁者、大青竜湯主之。若脈微弱、汗出悪風者、不可服之」

38条「傷寒、脈浮緩、身不疼、但重、乍有軽時、無少陰証無者、大青竜湯主之」

「若脈微弱、汗出悪風者」は誤治による症状ではなく、虚弱者、高齢者、平素健康人の疲労時の服用後に、ともすれば、少陰病に陥り易いことを示唆している。

また「無少陰証」とは、少陰病に転旋する可能性を示したものである。

(3) 桂枝加竜骨牡蛎湯証が陰位に転旋する理由

先ず『傷寒論』太陽病篇・第3条の「或已発熱、或未発熱」の字句から論を起こす。

第3条　太陽病、或已発熱、或未発熱必悪寒、體痛、嘔逆、脈陰陽倶緊者、名傷寒。

中西深斎は、[52]太陽病が「已発熱」ならば陽位に、「未発熱」は陰位に進展する、と述べている。ちなみに、〝脈陰陽〟については、先人の解釈は異なる。陽位*、陰位*への進展とするのは、中西深斎、木村博昭[53]、奥田謙蔵[54]、森田幸門[55]、長沢元夫[56]などである。脈の寸関尺で、寸口脈で上焦を、尺中脈で下焦を診るのは、内藤希哲[57]、喜多村直寛[58]、大友一夫[59]などである。

さらに脈の軽按で陽（表証）を、重按で陰（裏証）を診るとするのは、宇津木昆台[60]、大塚敬節[61]、藤平健[62]である。中国では、軽按、重按としている学者が多い。（表4）

*陽位：陽病　*陰位：陰病

筆者は、中西深斎の解説を後述する桂枝湯の進展の論拠としている。すなわち桂枝湯証と他病位の各証と

表4　脈陰陽

第3条 脈陰陽
- 病態の転旋
  - 陽位に進展（陽病）
  - 陰位に進展（陰病）
  - 中西深斎　木村博昭　奥田謙蔵　荒木正胤　森田幸門　長沢元夫
- 証候
  - 脈陽；寸口脈・上焦を診る。
  - 脈陰；尺中脈・下焦を診る。
  - 内藤希哲　喜多村直寛　大友一夫
- 陽：表証　陰：裏証(内蔵)
  - 宇津木昆台　大塚敬節　藤平健
  - 軽按：表証を診る。　重按：裏証を診る。
  - 表邪が裏（内臓）まで及んでいることを脈状で診断する。
  - ＊ 中国：多くは軽按、重按としている。

表5　併病を説く条文

陽病に転旋。←── 桂枝湯 ──→ 陰病に転旋。

56 傷寒不大便、頭痛有熱者、与承気湯。其小便清者、知不在裏、仍在表也。当須発発汗。…宜桂枝湯。(太陽証と陽明証との併病)

91 …救裏四逆湯、救表宜桂枝湯。（少陰証と太陽証との併病）

164…解表桂枝湯、攻痞宜大黄連瀉心湯。（太陽証と陽明に近い少陽証との併病）

274…太陰病、脈浮者、可発汗、宜桂枝湯。（太陰証と太陽証との併病）

234 陽明病、脈遅、汗出多、微悪寒者、表未解也。可発汗、宜桂枝湯。（陽明証と太陽証との併病）

372 下利腹脹満、身体疼痛者、先温其裏、乃攻其表。温裏宜四逆湯、攻表宜桂枝湯。（少陰証と太陽証との併病）

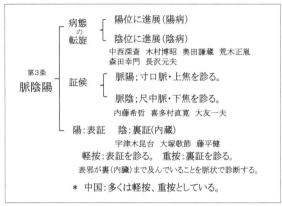

の併存を説く条文は、陽病では56、164、234条があり、陰陽二つの病位にわたるものは91、276、372条が挙げられる。（表5）これらの併病を説く条文の基礎は第12条である。

表7　桂枝加竜骨牡蛎湯中の桂枝湯

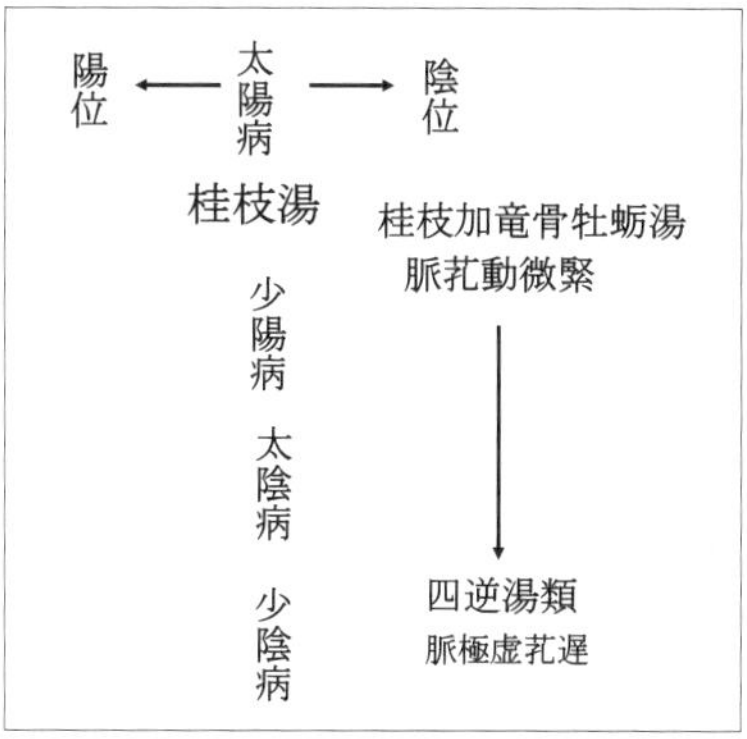
陽位
太陽病
陰位
桂枝湯
少陽病
太陰病
少陰病
桂枝加竜骨牡蛎湯
脈芤動微緊
四逆湯類
脈極虚芤遅

①第12条の「陽浮而陰弱」について

第12条　太陽中風、陽浮而陰弱、陽浮者、熱自発。陰弱者、汗自出。嗇々悪寒、淅淅悪風、翕々発熱、鼻鳴乾嘔者、桂枝湯主之。

中西深斎[63]は、「陽浮而陰弱」を次のごとく解説している。

「猶陽位に在りて、則ち陽浮に在りては則ち脈浮、陰位に在りては則ち脈弱と曰うが如し。……而の字に因り転旋あるを見わす。……脈浮……は少陽に転ぜざれば陽明に転ずる機有り、……故に陽浮者、熱自発と曰うは、其の漸く将に陽位に熾んならんとす…脈弱は、少陰に趣かざれば、則ち必ず厥陰に趣くの機有るを知るなり」と。

この条文の症候を陽位、陰位に分けると表6のごとくである。

表6　陽位と陰位の症候

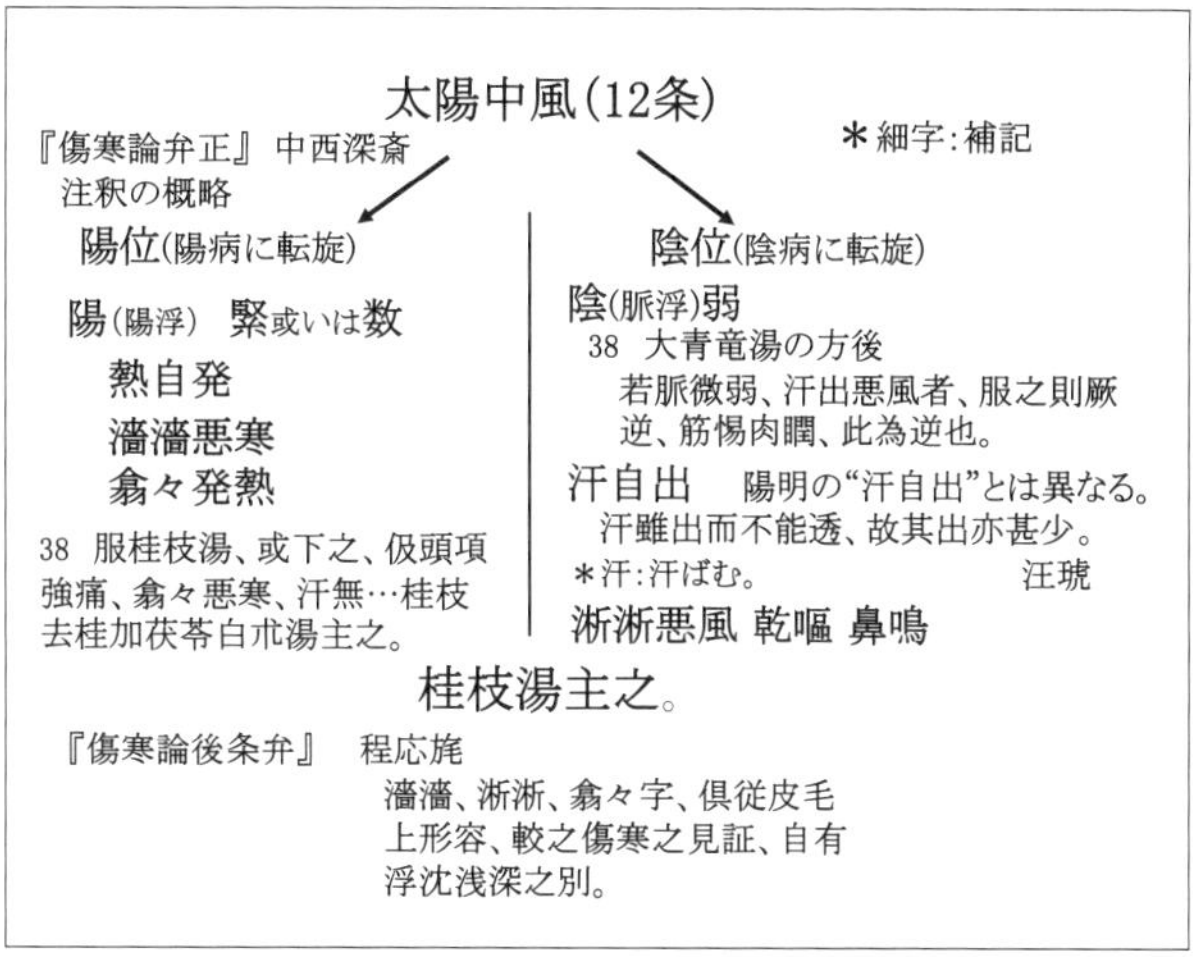
太陽中風（12条）
＊細字：補記
『傷寒論弁正』中西深斎
注釈の概略
陽位(陽病に転旋)
陽(陽浮)　緊或いは数
熱自発
濇濇悪寒
翕々発熱
38　服桂枝湯、或下之、仍頭項強痛、翕々悪寒、汗無…桂枝去桂加茯苓白朮湯主之。
陰位(陰病に転旋)
陰(脈浮)弱
38　大青竜湯の方後
若脈微弱、汗出悪風者、服之則厥逆、筋惕肉瞤、此為逆也。
汗自出　陽明の"汗自出"とは異なる。
汗雖出而不能透、故其出亦甚少。　汪琥
＊汗：汗ばむ。
淅淅悪風 乾嘔 鼻鳴
桂枝湯主之。
『傷寒論後条弁』　程応旄
濇濇、淅淅、翕々字、倶従皮毛上形容、較之傷寒之見証、自有浮沈浅深之別。

②桂枝加竜骨牡蛎湯中の桂枝湯

桂枝加竜骨牡蛎湯中の桂枝湯は、桂枝加竜骨牡蛎湯条の脈候の転変から推考して陰位に向かうものと考える。（表7）

③桂枝加竜骨牡蛎湯証の転旋

桂枝加竜骨牡蛎湯証の転旋は、桂枝湯証と四逆湯証の併存で先裏後表を説く91条に近似した病態である。（表8）

④桂枝加竜骨牡蛎湯証にみられる症候（表9）

（イ）全身症状としては心身疲労、身体羸痩、微熱感などが挙げられるが、脈候（芤脈）の精診は必須である。ことに脈芤動微緊の把握には細心の注意を要する。

・目弦（目眶）：めまい、眼精疲労。・耳鳴

・煩躁：情緒不安（内向性）、多夢（悪夢）、驚惕。時に顔面紅潮、口乾、胸部不快感、動悸など。

（ロ）中焦、下焦の症候。

表８　桂枝加竜骨牡蛎湯証の転旋

桂枝加竜骨牡蛎湯証 → 四逆加人参湯証

桂枝湯証　　四逆湯証

二証の併存。

91条　傷寒、醫下之、續得下利清穀不止、身疼痛者、急当救裏。後身疼痛、清便自調者、急当救表。救裏宜四逆湯、救表宜桂枝湯。　＊ 醫下之：誤治

桂枝湯証と四逆湯証の併存した病態である。

併病：先裏後表（先急後緩）

表９　桂枝加竜骨牡蛎湯証

腎における精気の虧損：心身の虚労、身体羸痩、微熱感

芤脈　脈芤動微緊 → 脈虚芤遅（精穀、亡血）
病態の激化

上焦

・目弦（めまい）、目眶痛（眼精疲労・眼瞼痙攣）、耳鳴。

・煩躁：情緒不安（内向性）、多夢、驚惕。・時に紅潮、口乾。
・胸部不快感、動悸。

＊ 眶：ひとみ、まぶた

中焦、下焦

・少腹弦急：臍下部は全体に軟弱であるが、少腹正中の浅部に弓の弦を張ったような筋の異常緊張が認められる。
（少腹拘急；八味丸証との鑑別）。

・陰頭寒：会陰部の冷え（性機能の低下）

・臍上、臍下の動悸。（柴胡桂薑湯証との鑑別）　・月経障害。

・少腹弦急とは、臍下部は軟弱であるが正中部の皮下に筋の異常緊張が触知される。

八味丸証の少腹拘急は、少腹弦急より深部に筋の緊張が触知され精診を要する。因みに宋版『金匱要略』は少腹弦急を小腹弦急と作している。小腹とは、下腹部を指しており、筆者は少腹弦急と解している。

・陰頭寒：会陰部の冷えを指し、性機能の低下、衰弱に因るものである。

・臍上悸、臍下の動悸：柴胡桂枝乾姜湯との鑑別を要する。

4. 治験例

【症例1】 女性　75歳

【主　訴】 発作性呼吸困難

【既往歴】 元来胃腸虚弱であるが特記すべき疾患はない。

【現病歴】 6カ月前、実妹が肺癌で死去。死の直前、多量の吐血により、苦しみもがく有様があまりにも悲惨で、正視できなかった。それ以後、発作性に呼吸困難が現れた。某総合病院を受診。自律神経失調による驚愕発作、過換気症候群と診断され、治療を続けているが症状の改善はみられていない。発作はほぼ毎日起こり、ときには数回発症することもある。

リーゼ（5）6錠／日中、デパス（0.5）1錠／就眠時を服用中である。

【初診時所見】［自覚症］全身倦怠、易疲労、肩こり、動悸、胸苦しい・胸部痞塞感、四肢の冷え・身体が寒い、異常発汗（頭部、上半身）、口乾など。

発作時に息苦しさ、胸部絞扼感、動悸、目弦、口唇のしびれ、などの症状が現れるが、近時、自分で意識的に呼吸を調節し自然寛解することもある。

食欲：味覚がなく、食べたくない。睡眠：寝つきが悪く、眠りは浅く、悪夢を頻繁にみる（亡くなった夫がしばしばあらわれ会話を交えることが多い）。大便：1行／日中、軟便。小便：頻尿／日中、1～2回／夜間。

［他覚所見］ BMI 20・8、血圧115／60㎜Hg、SpO_2 98％、脈76／分

顔に精彩がなく、声音がか細く、実妹の死に様を話したがる。四肢の冷感（＋）。

脈候：寸・関・尺ともに浮弱、やや遅、按圧により消失。**舌候**：淡白舌、舌背の中央部に薄い白湿苔。舌下静脈：薄い青紫色に膨化。**胸腹候**：腹力2／5。心下に抵抗感（＋）。臍上悸（＋＋）。臍下悸（＋）。膻中、鳩尾、水分の各経穴に按圧痛（＋）。両側肋骨弓下に軽い抵抗感（＋）。少腹はことに軟弱であるが、わずかに筋の緊張を触知する。

【経　過】 第1病日　桂枝加竜骨牡蛎湯、加減利膈湯、柴胡桂枝乾姜湯の三証の併存と診断。

先に加減利膈湯を朝、柴胡桂枝乾姜湯を夕に投与した。

加減利膈湯　半夏2.0ｇ、乾姜1.5ｇ、炙甘草1.5ｇ、炮山梔子1.0ｇ、炮附子1.0ｇ

柴胡桂枝乾姜湯エキス剤4.0ｇ

第14病日　頭部・上半身の異常発汗は消失していたが、四肢・躯幹の冷えを訴えた。胸膈部の痞塞感・不快感（＋＋）。過呼吸発作は依然として発症していた。脈候を精診し、浮弱であるが按圧により焼失し、芤脈と診て、茯苓四逆湯を朝、桂枝加竜骨牡蛎湯を夕とし、リーゼを中止させた。

茯苓四逆湯　茯苓4.0ｇ、人参3.0ｇ、炮附子3.0ｇ、炙甘草2.0ｇ、乾姜2.0ｇ

桂枝加竜骨牡蛎湯　桂枝・芍薬・生姜各4.0ｇ、炙甘草2.0ｇ、大棗4.0ｇ、竜骨・牡蛎各4.0ｇ

第20病日　過呼吸発作の回数は漸次減少し、夢中に故人が現れるが悪夢はなくなった。胸部、胃部の不快感を強く訴えたため生姜半夏湯の食前服用を指示した。

金匱・驚悸吐衄胸満瘀血病篇

「病人胸中似喘不喘、似嘔不嘔、似噦不噦、徹心中憒憒然無奈何者、生姜半夏湯主之」

半夏半升　生姜一升

〈訓訳〉病人、胸中喘に似て喘ならず、嘔に似て嘔ならず、噦に似て噦ならず、心中に徹して憒憒然として奈(いかん)ともする無き者は、生姜半夏湯之を主る。

生姜半夏湯方　半夏8g、生姜汁20cc、先に半夏を煮て後、生姜汁を入れ煮て小しく冷し、分かちて四服す。

〈意釈〉徹心中憒憒然無奈何者とは、胸部全体に表現し難い気持ちの悪さを感ずるとの意である。

第22週病日　過呼吸発作は現れず、胸膈部の痞塞感、不快感は消失していた。夢中に亡夫が時々現れるが瞬時に消えるとのこと。生姜半夏湯を中止し、桂枝加竜骨牡蛎湯を継続服用して経過は良好となり、その後3カ月にして廃薬に至った。

【症例2】　女性　76歳

【主　訴】　虚脱感

【既往歴】　特記すべき疾患はない。

【現病歴】　X－9年から骨粗鬆症により当院で加療中であった。X－1年の夏、43歳の娘が亡くなった後、眠りが浅く、食欲不振となり、全身が気怠く四六時中、ぼんやりと過ごしている。

【来院時所見】　［**自覚症**］　四六時中、身体が寒いが時々顔面が紅潮し微熱感を自覚する。気力が抜け、何も手につかない。絶えず亡き娘が心に浮かぶ。胸部に痞塞感を覚え、発作的に動悸が現れ冷汗が出る。時々顔面が紅潮する。易疲労（卄）。口乾（＋）。食欲：不良、味覚がない。睡眠：毎夜、夢に亡き娘が現れ、時々話を交わし、その都度、発汗して目覚める。大便：1行／日普通便。小便：6～7回／日中。2～3回／夜間。

［**他覚所見**］ＢＭＩ20・5、体温37・2℃、血圧115／70㎜Hg、脈73／分。

起居動作が緩慢で心労による疲労感が漂う。

脈候：寸脈は大きく浮弱。関・尺脈は沈弱。按圧により脈は消失する。**舌候**：淡白舌。やや湿性の薄い白苔。舌下静脈：萎縮し望診不能。**腹候**：腹力軟弱。腹筋の緊張はない。臍上悸（卄）。臍下悸（＋）。少腹部：筋の緊張（±）。

剣状突起下から胸膈部への指頭按圧により不快感が自覚される。

【**経　過**】第1病日　桂枝加竜骨牡蛎湯証と茯苓四逆湯証の併存と診断した。茯苓四逆湯を朝昼、桂枝加竜骨牡蛎湯を夕、就眠時の服用を指示した。薬量は**症例1**と同量である。

第8週病日　微熱感、動悸は消失。夢に亡娘が時々現れるが会話をすることはない。桂枝加竜骨牡蛎湯のみとした。

第10週病日　夢は少なくなり、亡娘は現れなくなった。食欲は良好であった。

第14週病日　経過良好により、発症前に服用していた八味丸に転方した。

八味丸（自家製）　一日量：乾地黄末1.2ｇ、山茱萸末0.6ｇ、山薬末0.6ｇ、沢瀉末0.6ｇ、茯苓末0.6ｇ、牡丹皮末0.6ｇ、桂枝末0.2ｇ、ツムラブシ末（調剤用）1.9ｇ

【**小　括**】

この2症例の病因は、薛己の説く「有用心過度、心不摂腎而致者」に相当するものであり、病態は症候からみて心腎不交によるものと考える。2症例共に桂枝加竜骨牡蛎湯と四逆湯類証の併存が認められた。

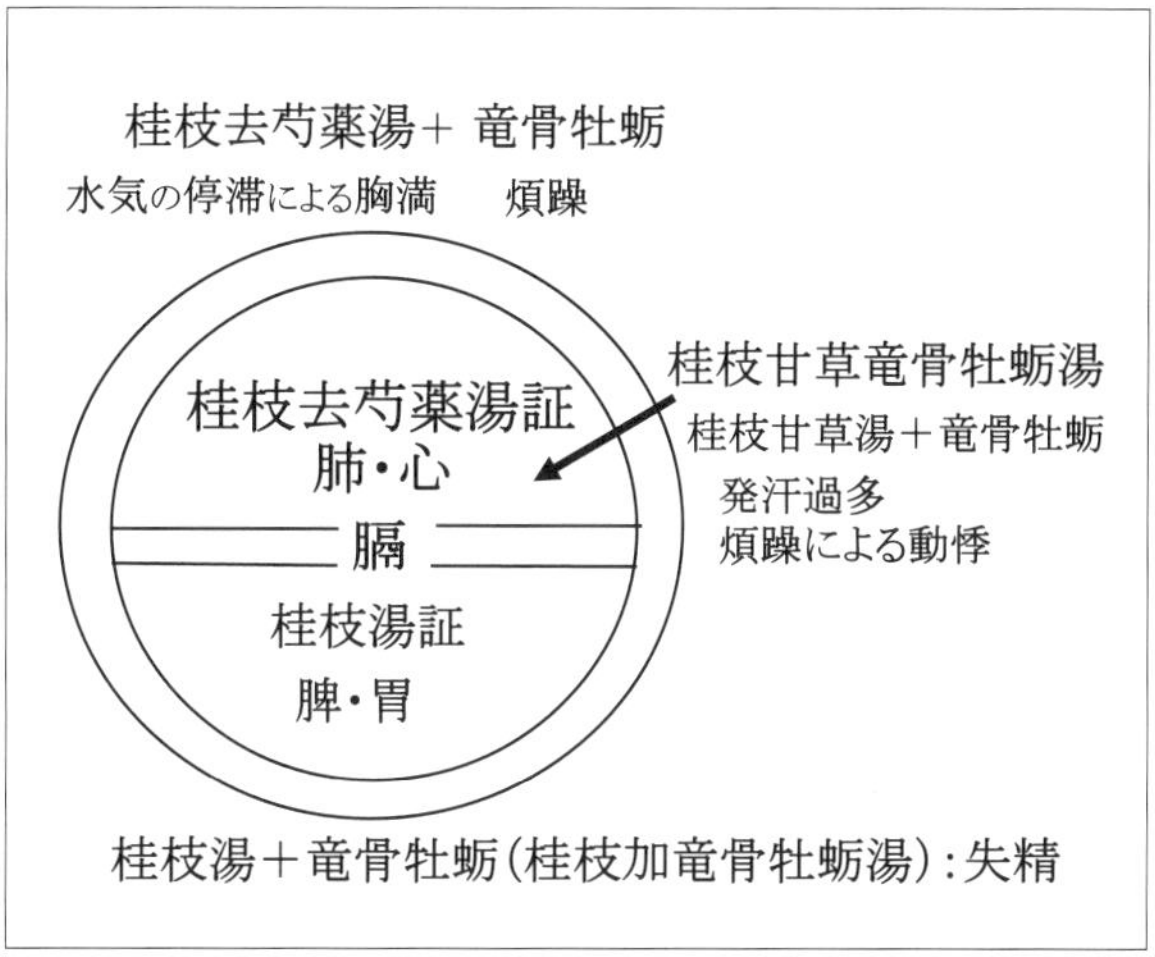
桂枝去芍薬湯＋ 竜骨牡蛎
水気の停滞による胸満　煩躁
桂枝去芍薬湯証
肺・心
膈
桂枝湯証
脾・胃
桂枝甘草竜骨牡蛎湯
桂枝甘草湯＋竜骨牡蛎
発汗過多
煩躁による動悸
桂枝湯＋竜骨牡蛎（桂枝加竜骨牡蛎湯）：失精

図４　桂枝去芍薬湯加竜骨牡蛎湯と桂枝加竜骨牡蛎湯証

5. 類証鑑別

類証鑑別の薬方としては血痺虚労病篇にある天雄散、小建中湯、黄耆建中湯、炙甘草湯、薯蕷丸、八味丸、酸棗仁湯などがあり、『傷寒論』では、火逆による118条桂枝甘草竜骨牡蛎湯が挙げられる。桂枝加竜骨牡蛎湯と天雄散については、胸痺心痛短気病篇の「胸痺、心中痞悸 気結在胸、胸満、脇下逆槍心、枳実薤白桂枝湯主之、人参湯亦主之」、痰飲咳嗽病篇の「夫短気有微飲、当従小便去之、苓桂朮甘湯主之、腎気丸亦主之」など、同一条文に二つの薬方が記述されている病態と考えられるが、天雄散については治験例が少なく、症例を重ねて後刻に論じたい。本論では桂枝加竜骨牡蛎湯と桂枝去芍薬湯加竜骨牡蛎、さらに構成生薬が類似する桂枝甘草竜骨牡蛎湯との病態の相違について私見を述べる。

『外台秘要』巻二[64]に『傷寒論』の12条桂枝湯について、次のような記述がみられる。「若初得病甚。便以火発汗。火気大過。汗出不解。煩躁不得寐。因此湯加竜骨牡蛎各三両。減桂心生姜各一両。不用芍薬」

〈訓訳〉若し初め病を得ること甚しく、便ち火を以て発汗す。火気するに大過し、煩躁して寐るを得ず。因って此の湯（桂枝湯）に竜骨牡蛎各三両を加え、桂心生姜各一両を減じ、芍薬を用いず。

この加減方は、桂枝を桂心に代え桂心と生姜を減じた桂枝去芍薬湯に竜骨牡蛎を加えたものである。桂枝湯証と桂枝去芍薬湯証とは、共に病態を異にし、前者は膈下にあり脾胃に属し、後者は膈上にあり肺心に属す。膈上に属す桂枝去芍薬湯加竜骨牡蛎湯は胸満・煩躁に、膈下に属す桂枝加竜骨牡蛎湯（桂枝湯加竜骨牡蛎）は失精に適応する。ところで構成生薬が桂枝去芍薬湯加竜骨牡蛎から、生姜、大棗を除いた桂枝甘草竜骨牡蛎湯がある。その病態は「火逆*、下之」により精気が傷られ「焼鍼」により煩躁を発したものである。桂枝加竜骨牡蛎湯は失精、桂枝去芍薬湯加竜骨牡蛎は胸満・煩躁、桂枝甘草竜骨牡蛎湯は煩躁に適応する。（図4）

＊火逆：太陽病を焼鍼灸等の火法による誤治で発症した変証

『外台秘要』加減方：桂枝去芍薬湯加竜骨牡蛎

桂心二両、甘草二両炙、生姜二両、大棗十二枚、竜骨・牡蛎各三両

21条　太陽病、下之後、脈促、胸満者、桂枝去芍薬湯主之

桂枝去芍薬湯方　桂心二両、甘草二両炙、生姜二両、大棗十二枚

118条　火逆下之、因焼鍼煩躁者、桂枝甘草竜骨牡蛎湯主之。

桂枝甘草竜骨牡蛎湯方　桂枝一両、甘草二両、牡蛎三両、竜骨二両

先ず桂枝加竜骨牡蛎湯と桂枝去芍薬加竜骨牡蛎湯、次いで桂枝甘草竜骨牡蛎湯とを比較検討する。

(1) 桂枝加竜骨牡蛎湯と桂枝去芍薬加竜骨牡蛎湯

桂枝加竜骨牡蛎湯は失精を、桂枝去芍薬加竜骨牡蛎湯は水気の停滞による胸満と煩躁を目的とする。臨床では、この二証の鑑別に惑う場合もあるが、腹候による鑑別では、桂枝去芍薬湯証には、胸骨下端の両側肋間部と剣状突起下より胸膈に向けての指頭按圧による不快感、鈍痛が自覚される。呼吸器疾患が併存する場合には、桂枝去芍薬加竜骨牡蛎湯を先ず投与すべきと考える。

表10　鑑別

桂枝加龍骨牡蛎湯
桂枝湯＋竜骨牡蛎。
失精
桂枝去芍薬湯加竜骨牡蛎
水気の溜滞による胸満＋ 煩躁
桂枝甘草竜骨牡蛎湯
桂枝甘草湯証（心悸亢進・精神不安）の激化。
桂枝甘草湯証より病勢は急劇ではないが病態は重い。

(2) 桂枝甘草竜骨牡蛎湯と桂枝加竜骨牡蛎湯

桂枝甘草竜骨牡蛎湯は 桂枝甘草湯加竜骨牡蛎であるが、桂枝・甘草の薬量を桂枝甘草湯の半量とし竜骨・牡蛎の薬能を期したものである。

桂枝甘草湯証は、脱汗、すなわち発汗過多により津液が損耗し胸中の陽気が虚し、発作性心悸亢進、呼吸促迫、胸内苦悶、逆上感、のぼせなどの症候が現れる病勢が激しい病態である。

翻って桂枝甘草竜骨牡蛎湯証は桂枝甘草湯証に煩躁が加わったものであり、症勢はやや緩いが病態はより複雑で重い。桂枝加竜骨牡蛎湯証と桂枝甘草竜骨牡蛎湯証とは症状が類似して煩躁が共に内向性であるが、前者では、〝芤脈〟であり、後者は脈浮緩の傾向にあり、按圧により消失せず、症状が急迫性である場合が多い。しかし臨床では鑑別困難な症例もあり精診を要する。

64条　発汗過多、其人叉手自冒心、心下悸欲得按者、桂枝甘草湯主之。

桂枝甘草湯方　桂枝四両、甘草二両炙

【小　括】

桂枝加竜骨牡蛎湯の運用には、虚労病篇の諸薬方に加えて、桂枝去芍薬加竜骨牡蛎湯、桂枝甘草竜骨牡蛎湯をも考慮すべきである。（表10）

結　語

・桂枝加竜骨牡蛎湯証の失精は、精神・思惟活動の衰退によるものが多く、性的機能不全によるものがこれに次ぐと思われる。
・桂枝加竜骨牡蛎湯証の第一義は脈候（芤動微緊）である。
・失精の脈：脈芤動微緊は一つの脈候であり、ともすれば清穀亡血の脈極虚芤遅に転変し易い。
・病態は心腎不交によるものであり、症候は上中下の各焦に現れる。
・脈候と腹候とが一致しない場合は他証と併存、すなわち二証の併存を考慮すべきである。

追記　本論の条文番号は、日本漢方協会学術編著・『傷寒雑病論』（『傷寒論』、『金匱要略』）、東洋学術出版、2000に基づく。

参考文献

（1）大塚敬節：金匱要略講話、創元社、P139～149、1979
（2）巣元方：宋版 諸病源候論　東洋医学善本叢書6、東洋医学研究会、P33・38、1981
（3）家本誠一：黄帝内経 素問訳注 第三巻、医道の日本社、P429、2009
（4）家本誠一：黄帝内経 霊枢訳注 第一巻、医道の日本社、P460、2009
（5）文康書局 総経鎖：病源辞典、文友書局、P131、1980
（6）宇津木昆台：古訓医伝（3）、近世漢方医学書集成26、名著出版、P472、1980
（7）李経緯ほか：中医大辞典、人民衛生出版、P343、1963
（8）文献（6）
（9）趙金鐸 主編：中医証候鑑別診断学 中国中医研究院、人民衛生出版、P165、1987

(10) 魏茘収撰：金匱要略方論本義、人民衛生出版、P90、1997
(11) 尤在涇：金匱心典、新文豊出版公司、P48、1971
(12) 沈明宗：中国医学大成（八）沈註金匱要略・巻六、上海科学技術出版、1990
(13) 徐忠可：金匱要略論注、人民衛生出版、P90、1993
(14) 喜多村直寛：金匱要略疏義（1）、近世漢方医学書集成90、名著出版、P260、1982
(15) 文献（6）
(16) 山田業広：九折堂読書記（1）、近世漢方医学書集成92、名著出版、P257、1982
(17) 大塚敬節：桂枝加竜骨牡蛎湯について、漢方の臨床、5（1）、P22、1979
(18) 王叔和：王叔和脉經、文光図書有限公司、P174、1986
(19) 文献（10）
(20) 文献（13）
(21) 文献（11）
(22) 喩嘉言：医門法律 喩嘉言医学三書、江西人民衛生出版、P654、1984
(23) 曹潁補：曹氏傷寒金匱合刊 金匱発微、上海科学技術出版、P65、1990
(24) 程林撰：金匱要略直解 謝世平 他校注・中国古医籍整理叢書・傷寒金匱、中国中薬出版、P45、2015
(25) 唐宗海：金匱要略撰注、力行書局有限公司、P80、1994
(26) 陳紀藩：金匱要略・主編 陳紀藩、中医薬学高級叢書、人民衛生出版、P193、2000
(27) 文献（6）
(28) 多紀元簡：金匱要略輯義（1）近世漢方医学書集成43、名著出版、P224、1980
(29) 浅田宗伯：雑病論識 浅田宗伯全集、第5集、谷口書店、P201、1989
(30) 吉益南涯：金匱要略精義（東根清和 和訳）、吉益南涯著作全集、漢方の臨床 特集号14（2、3号合併）、P314、1949
(31) 文献（16）
(32) 文献（17）
(33) 文献（10）
(34) 文献（13）
(35) 程林：中国古医籍整理叢書・金匱要略直解、中国中医薬出版、P45、2015

(36) 文献（6）
(37) 稲葉文礼 和久田叔虎：腹証奇覧 全、医道の日本社、Ｐ350、１９８１
(38) 多紀元堅：金匱要略述義 近世漢方医学書集成110、名著出版、Ｐ302、１９８３
(39) 文献（29）
(40) 文献（30）
(41) 大塚敬節：傷寒論・弁脉法・平脉法講義、谷口書店、Ｐ52、１９９２
(42) 王叔和：金匱玉函経、新文豊出版、Ｐ46、１９８３
(43) 孫思邈：千金翼方校釈、人民衛生出版、Ｐ148、１９９８
(44) 銭妃：傷寒遡源集、上海科学技術出版、Ｐ200、１９５９
(45) 程応旄：傷寒論後条弁、和刻漢籍医書集成 第16輯、エンタプライズ、Ｐ205、１９９２
(46) 森立之：傷寒論攷注（下）、学苑出版社、Ｐ７、２００１
(47) 文献（16）
(48) 諸橋轍次：大漢和辞典 巻二、大修館書店、Ｐ392、１９９０
(49) 大塚敬節：金匱要略講話、創元社、Ｐ142、１９７９
(50) 白川静：字統、平凡社、Ｐ715、１９８７
(51) 諸橋轍次：大漢和辞典 巻九、大修館書店、Ｐ25、１９９０
(52) 中西深斎：傷寒論弁正、近世漢方医学書集成35、名著出版、Ｐ32、１９８１
(53) 木村博昭：傷寒論、春陽堂、Ｐ40、１９３３
(54) 奥田謙蔵：傷寒論講義、医道の日本社、Ｐ15、１９７９
(55) 森田幸門：傷寒論入門、森田漢法治療研究所、Ｐ43、１９７６
(56) 長沢元夫：康治本傷寒論の研究、健友館、Ｐ76、１９８２
(57) 内藤希哲：傷寒雑病論類篇（1）、近世漢方医学書集成70、名著出版、Ｐ600、１９８３
(58) 喜多村直寛：傷寒論疏義 近世漢方医学書集成88、名著出版、Ｐ106、１９８２
(59) 大友一夫：傷寒卒病栞、おけら、第13号、さいたまオケラの会、Ｐ58、２０１６
(60) 宇津木昆台：古訓医伝、近世漢方医学書集成25、名著出版、Ｐ24、１９８０
(61) 大塚敬節：傷寒論解説、創元社、Ｐ143、１９７７

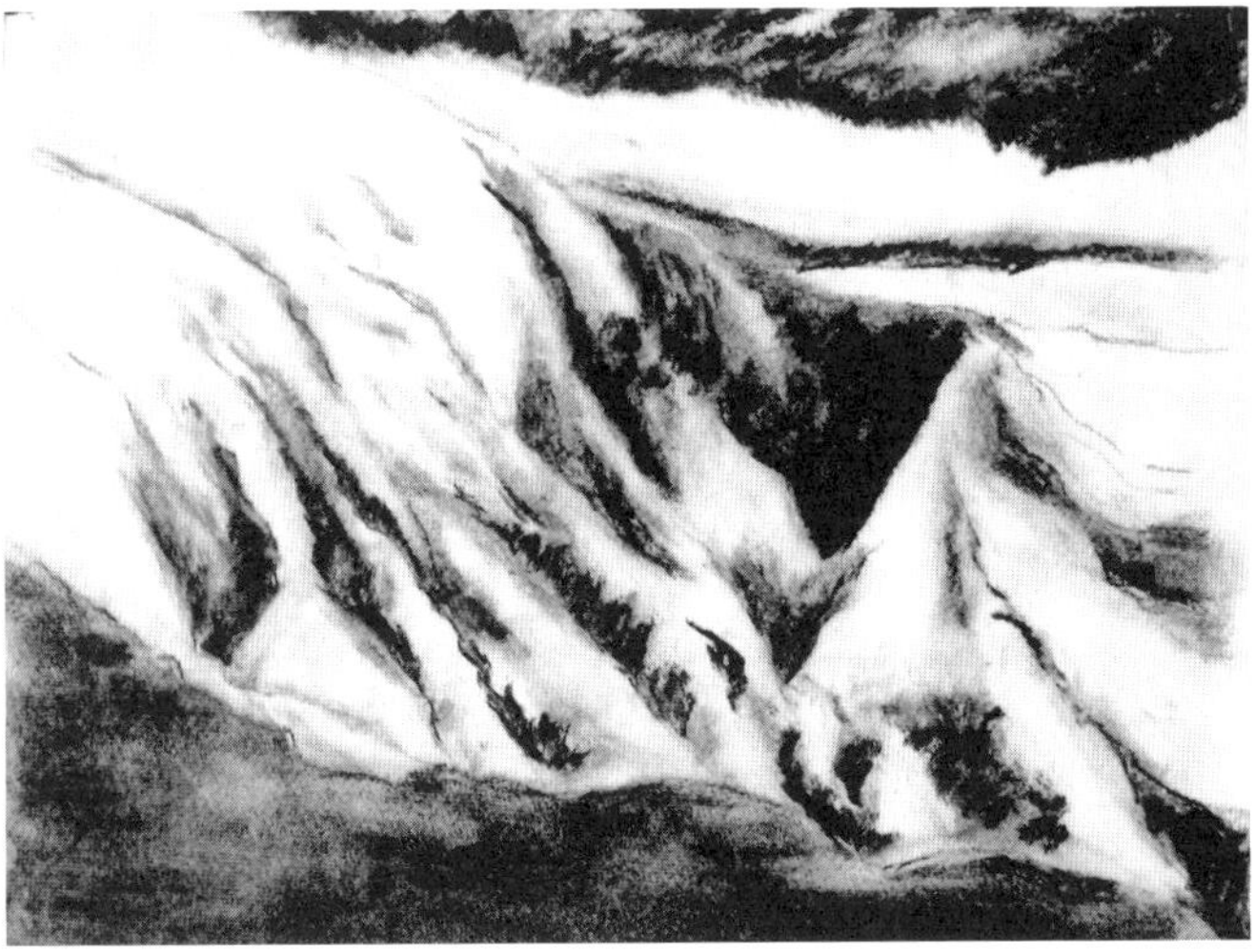

(62) 藤平健：傷寒論演習（中村謙介編者）、緑書房、Ｐ48、１９９７
(63) 文献（52）
(64) 王燾：外台秘要（上）、文光図書有限公司、Ｐ79、１９７９

几病有下其主不レ在二其劇一而在上レ易也。有二不レ在レ見而在レ隠也。

吉益南涯の言葉

（此の言葉は併病を説いています）

天雄散の病態とその運用

緒　言

天雄散は『金匱要略』血痺、虚労病篇に桂枝加竜骨牡蛎湯に次いで掲げられているが、条文の記載はない。『類聚方広義』(1)には「治老人腰冷、小便頻数、或遺溺、有動者」との記述がみられるが、高齢者の情緒障害、記憶障害についての記述はない。本論は 天雄散と八味丸との併用による高齢者の頻尿・尿意切迫感の治験、天雄散と他剤との併用によるアルツハイマー型認知症の治験を踏まえて天雄散の病態とその運用について論ずる。

Ⅰ　条文について

天雄散について先人の解説は百家争鳴である。著者は、左記の条文に準じて天雄散を運用している。論を進めるに先立ち『仲景全書・金匱要略方論』(2)血痺虚労篇の記述を挙げる。

夫失精家。少腹弦急。陰頭寒。目眩。一作目眶痛。髪落。脈極虚芤遅。為清穀。亡血失精。脈得諸芤動微緊。男子失精、女子夢交。桂枝加竜骨牡蛎湯主之。

桂枝加竜骨牡蛎湯方小品云、虚弱浮熱汗出者。除桂。加白薇附子。各三分。故曰二加竜骨湯。

桂枝　芍薬　生姜各三両　甘草二両　大棗十二枚　竜骨　牡蛎（二味の薬量の記載は無い。）

右七味以水七升。煮取三升。分温三服。

天雄散方　天雄三両炮　白朮八両　桂枝六両　竜骨三両

右四味。杵為散。酒服半銭匕。日三服。不知。稍増之。

条文の意訳

失精家は性欲が衰えている人。少腹弦急とは、八味丸の腹候である少腹拘急よりよりやや浅部の腹壁に筋の緊張が触知される。陰頭寒は会陰部の冷えを指し性機能の低下、衰弱によるものである。目眩は眩暈、眼精疲労、耳鳴などを包含する。髪落は脱毛を指す。脈極虚芤遅は清穀亡血の意である。失精の脈、芤動微緊は桂枝加竜骨牡蛎湯の脈状であり、病状が激化すれば脈極虚芤遅に至り、男子は失精し、女子は夢交する。精神症状として心身疲労、るい痩、微熱、情緒不安、多夢、驚惕など挙げられる。〈参〉芤動微緊の〝動〟の意：ややもすれば、ともすれば。『諸橋・大漢和辞典』

Ⅱ 天雄散と八味丸との併用による高齢者の頻尿・尿意切迫感の治験

ⅰ 検討症例

検討症例は八味丸を1カ月間投与し治効不十分であった14例（男6例、女8例）であり、年齢は61〜91歳である。（表1）排尿症状は全例とも夜間頻尿・尿意切迫感は認められ、その中、日中の頻尿は7例、切迫性失禁は4例であった（表2）。

ⅱ 結果

排尿回数は減少し、尿意切迫感、尿失禁が消失したものを著効とし、失禁回数は減少し、尿意切迫感

表1　天雄散投与の症例と性別、年齢

年齢（歳）	男	女
61 〜 79	2	5
80 〜 91	4	3
	6例	8例

表2　排尿症状

	男	女	計
日中排尿（8回〜）	1	6	7
夜間排尿（4〜7回）	6	8	14
切迫性失禁		4	4

表3　結果

著効	3例
有効	5例
やや有効	3例
無効	3例
	14例

表4　著効、有効、やや有効例の症状経過

症例	性別	年齢	夜間排尿回数 服用前		夜間排尿回数 服用後	切迫性失禁（回数/日夜）	服用期間（月数）
N.B.	女	77	5～6	→	2～3	常時→1～2	3
S.S.	女	77	3～4	→	1～2	無	2
M.M.	男	91	4～6	→	2～3	常時→自制可能	1（服用後より情緒が安定）
S.K.	男	78	3～4	→	1～2	時々→無	2
I.S.	男	76	4	→	1～2	常時→無	4
K.T.	女	53	4～5	→	1～2	無	3
K.T.	女	85	約1時間ごと	→	2～3	時々→無	1
T.M.	女	85	約1時間ごと	→	2～3	常時→無	6
N.I.	女	69	4	→	1～2	時々→無	3
M.T.	男	82	4	→	1～2	無	1

表5　天雄散と八味丸の薬量

天雄散丸		八味丸			
1日分　12丸中の配合量		1日分　60丸中の配合量			
ウチダ烏頭末	0.10g	熟地黄末	1.2g	桂皮末	0.2g
白朮末	0.26g	山茱萸末	0.6g	ブシ末（調剤用）ツムラ	1.9g
桂皮末	0.26g	山薬末	0.6g	ハチミツ	2.7g
竜骨末	0.10g	沢瀉末	0.6g		
ハチミツ	0.44g	茯苓末	0.6g		

天雄散の製丸方法

ウチダ烏頭末150g、白朮末400g、桂皮末300g、竜骨末150gの四味を混和し1kgの散を作る。ついでハチミツ680g、水500cc、寒梅粉80gを加え混和し製丸機により摩し麻子大の丸とする。

＊ウチダ烏頭：総アルカロイド1.24%、アコニチン系総アルカロイド0.362%

は軽く、ある程度の自制可能を有効とした。著効3例、有効5例、やや有効3例、無効3例で悪化例は認められなかった。やや有効例は尿意切迫感は軽くなっているが排尿の自制が不定の症例であった（表3）。

著効一例を提示し、他の有効例の経過（表4）を列記する。

【症　例】89歳、女性、BMI 26・7

【主　訴】頻尿、夜間失禁、腰痛

【既往歴】特記すべき疾患はない。

【現病歴】80歳頃より上記の症状が著しくなり、某医療機関で治療を続けているが症状は漸次進行していた。

【初診時所見】

〔自覚症〕 全身倦怠、易疲労、両下肢の冷え（ことに下腹部から陰部）。

〔他覚所見〕 脈候：沈弱。舌候：淡紅、舌下静脈：萎縮。痩舌・薄白苔（＋）。腹候：腹壁は全体に軟弱。臍下悸（＋）。臍下不仁（＋）。夜間睡眠中、尿意が自覚されずオムツを着用していた。

【治療経過】 治療開始して4週間は八味丸を投与し、腰痛は軽減するも排尿状態は変わらず、夜間排尿は4～5回であった。その後、天雄散を追加併用とし4週間後には夜間排尿は2～3回、尿意が自覚されるようになり8週間後にはオムツの着用を中止した。八味丸と天雄散の薬量を**表5**に提示する。天雄散の天雄は烏頭を代用した。（天雄とは、年を経て長大になったトリカブトの根塊。2月に採取。『神農本草経』は味辛温、大風、寒湿痺、歴節痛、拘攣緩急、邪気、金瘡、強筋骨と説く。）

ⅲ 小括

八味丸の薬効が不十分であった症例に天雄散を追加併用し夜間排尿回数の改善がみられた。高齢者の頻尿、尿意切迫感、尿失禁に天雄散と八味丸との併用も考慮すべきである。

Ⅲ 天雄散と他剤との併用によるアルツハイマー型認知症の治験

高齢者への運用は、白井光太郎氏[(3)]の不老長寿の薬としての服用と、94歳実母の血管性認知症に用い、症状の寛解がみられことに基づく。

i　症例

【症例a】83歳、男性、BMI19・0
【主　訴】物忘れ
【既往歴】高血圧症、前立腺肥大を治療中であった。

【現病歴】X－4年、某大学病院を受診。アルツハイマー型認知症と診断され、アリセプト（5）、サアミオン（5）を服用しているが症状は漸次進行していた。

【初診時所見】

〔自覚症〕自発的愁訴は無かった。

〔他覚所見〕顔貌は仮面状を呈していた。**脈候**：沈弱。趺陽脈：わずかに触知。**舌候**：淡紅舌、薄い白湿苔、舌下静脈：萎縮。**腹力**：上下腹部とも軟弱。心下痞鞕（±）。臍上悸の触知（＋）。胸脇部では、胸骨下端の両側肋間部と、剣状突起下より胸脇にむけての指頭按圧により鈍痛が自覚された。

【家人より聴取した症状】抑鬱症状（＃）、せん妄（－）、幻覚妄想（－）、徘徊（－）、異食行動（－）、睡眠障害（－）。小便：頻々／日中、2回／夜間。大便（普通便）1行／日。食欲普通。

【経　過】八味丸と天雄散を同日併用とした。

【結　果】服用2年後の症状：鬱症状は消失。顔貌は明るく、問診に即答する。家人の言では、家事を積極的に手伝い、朝の挨拶も良く、会話が楽しい、とのこと。HDS－R（学習記憶障害）：5→15。

【症例b】67歳、男性、BMI21・7
【主　訴】一過性意識障害、物忘れ

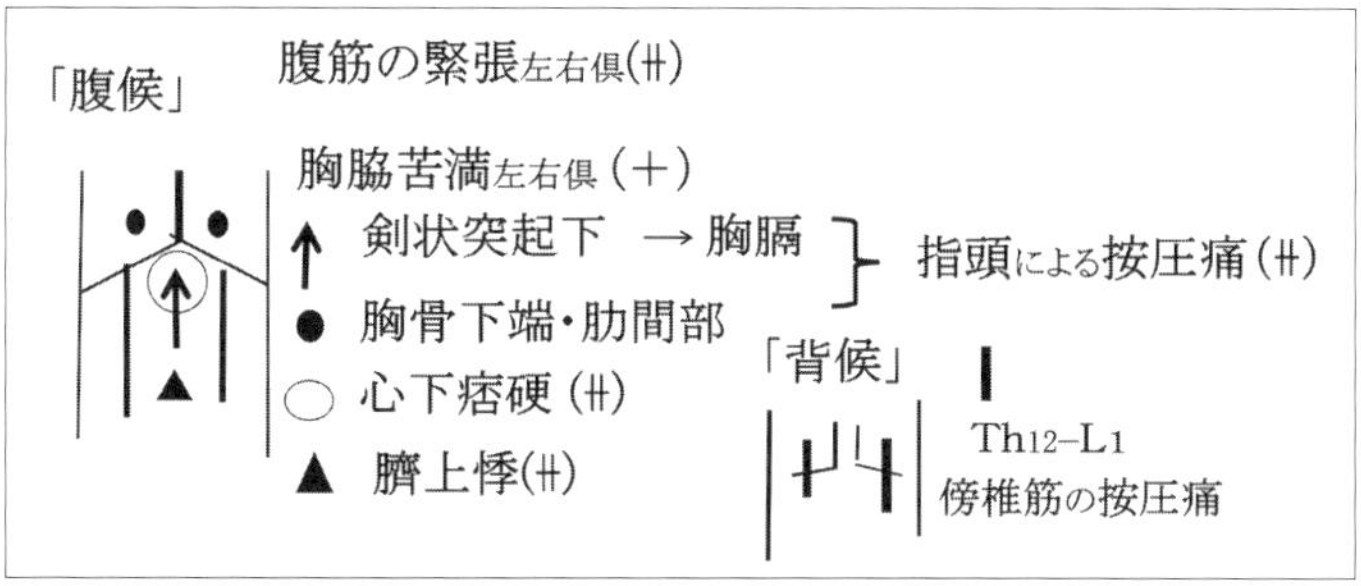

図1　症例ｂの腹候、背候

【既往歴】 特記すべき疾患はない。

【現病歴】 X－2年3月、某大病院を受診。アルツハイマー型認知症と診断され、イクセロン、プレタールを服用中であった。X－2年5月に意識障害をきたし某大病院に担送入院した（担送中の脈拍40／分）。諸検査では異常所見は認められなかった。それ以後毎月数回、発作的に血圧が下がり、徐脈が現れ鬱状態となっていた。別の大病院を受診するも、病因は不明であった。

【来院時所見】

〔**自覚症**〕本人は無言であった。以下は家人の観察所見である。発作的に身体が熱くなり、めまいがする。頭がボーとして、足が地についていないような気がする。時に胸部に不快感を覚え吐き気を催す。ガソリン、香料、クスリの臭いに反応し気持ちが悪くなる。徐脈時には、身体をエビのように屈めて苦悶状を呈している。真夏の蒸し暑さの中でも四肢の冷感を訴え、冷房を厭い、下半身に下着、靴下を着用している。譫妄（－）。幻覚妄想（－）。徘徊（－）。異食行動（－）。睡眠障害（－）。

〔**他覚所見**〕鬱状態（＋＋）。神経学的所見（－）。**脈候**：やや沈弱。趺陽脈：弱。**舌候**：淡紅舌、薄い微白苔。舌下静脈：萎縮。**腹候**：腹力中等度より稍軟。剣状突起下より胸膈に向けての指頭按圧痛（＋）。胸骨下端の両側肋間部の按圧痛（＋）。両側腹直筋の緊張（＋＋）。心下痞鞕（＋＋）。胸脇苦満：左右とも（＋）。臍上悸（＋＋）。臍下不仁（±）。背候：胸鎖乳突起筋の按圧痛（＋＋）。Th12－L1の両側傍椎筋の按圧痛（＋）（図1）。

【治療経過】　X年6月～X＋1年1月：天雄散に四逆散加竜骨牡蛎を併用した。治療当初は発作的に徐脈が現れ、血圧が下がり全身倦怠をきたし抑鬱症状が現れていたが漸次減少した。意識障害は治療開始2カ月後にはほぼ消失した。胸膈部の痞塞感、圧迫感は時々自覚されていた。

X＋1年2月～同年5月：天雄散に枳実薤白桂枝湯を併用。

X＋1年6月～同年8月：天雄散に桂枝去芍薬加麻黄附子細辛湯合括呂薤白白酒湯を併用。

X＋1年9月～X＋2年5月：天雄散と桂枝去芍薬加麻黄附子細辛湯を併用し、発作はほとんど無く、抑鬱症状は消失した。

X＋2年6月より天雄散に八味丸を併用し経過は良好である。

「X＋2年9月の病状」

単独で外出（2～3回／週）する。短文ではあるが音読、書き写しが可能。俳句まがいの作詞を楽しんでいる。クラシック、ジャズについての会話が可能。受診時の挨拶は良い。問診に即答する。抑鬱症状は認められない。

HDS‐R：4→6

〈投与薬方〉

四逆散加竜骨牡蛎：柴胡5.0g、枳実2.0g、赤芍薬4.0g、甘草2.0g、竜骨4.0g、牡蛎4.0g

枳実薤白桂枝湯：枳実2.0g、厚朴2.0g、薤白6.0g、桂枝1.0g、瓜楼実1.0g

桂枝去芍薬加麻黄附子細辛湯：桂枝3.0g、乾生姜1.0g、大棗3.0g、甘草2.0g、麻黄2.0g、細辛2.0g、炮附子2.0g

【近時の報告例c】

治験例1　『新古方薬嚢』[4]　天雄散を用ふる証：身体甚だ疲れ気力乏しき者、或は疲れが原因にて、それより種々の異状を起こした者。一婦人二十歳。驚きし事ありしより気少し変になり、常に鬱々として楽しまず、或は時に独り微笑する事などありと言ふ。種々治療して癒えざるに一番の原因は虚労より来りしものと考へ、天雄散を与へ則ち奇功を得たることあり。

治験例2　『平成薬証論』[5]（要略）知人の奥さんが満州で精神状態がおかしくなり、……東大の精神科でショック療法を受けた。往診してみると全部錠が締まり、電気をつけず家中でジッとしていた。天雄散を3日間投与したところ、自発的に雨戸を開け、電気もつけるようになった。その後は小建中湯を投与し、1カ月足らずで旅行可能となった。『別録』に「強志」、「令人武勇」とあり、天雄散はものにおびえたり、負け犬のような気持ちになった人を勇気づける良い薬である。

【経　過】　治験例1、2ともに情動障害は著しく改善された。荒木性次、渡辺武の両氏の治験では抑鬱症状の消失が報告されている。

考　察

先人の論説は百家争鳴であるが、山田業広[6]は次のごとく概説している。

読み下し文：程氏（程林・『金匱要略直解』）、金鑑（呉謙ら・『医宗金鑑』）は此れを削り、尤氏（尤在涇・『金匱心典』）曰く、此れ後人の付す所、按ずるに外台・虚労失精門は范汪療男子虚失精三物天雄散と載す、即ち本方、竜骨無し。張仲景方は竜骨あり、文仲と同じ。劉君廉夫曰く、是れ宋人の附す所に非らざるを知るなり。（　）：著者の補記。

〈校注〉文仲：出典不明。

劉君廉夫：多紀元簡、廉夫は字。

『外台秘要』 巻十六 虚労失精方 范汪療男子虚失精

三物天雄散方 天雄三両炮 白朮八分 桂心六分

i 先人の見解

『古訓医伝』(7) 気逆上衝スル故、清穀、亡血ノ下部ヲ目当ニシテ、力ヲ入レバ、上ハ自ラ和スルナリ。大小便モ遺失シ、以下ノ痿躄スル迠モ皆天雄散ノ証ナリ。

『勿誤薬室方函口訣』(8) 此ノ方ハ桂枝加竜骨牡蛎湯ノ症ニシテ陰寒ニ属スル者ヲ治ス。一人常ニ陰嚢冷テ苦ミ時ニ精汁自ラ出ル者、此方ヲ丸薬トシ長服シテ愈。

『井観医言』(9) 読み下し文：陰萎症。天質を得る者有り。疾病に因る者あり。其の天分に出る者、固より薬剤を得て治するに非らざるなり。疾病に由る者は、また其の候同じからず。臍下に動有りて時々精を泄し勃起せざる者は、毎夜夢寐して一時勃起し、事に臨んで萎縮する者、腰冷、小便頻数、萎縮して用を為さざる者、此の三症は必ず動あり。天雄散を煎服し、厳しく入房を禁ずれば、則ち大抵二三カ月して効有り。若し腰冷小便の変無く、而るに少腹弦急し、或いは頭弦する者は、桂枝加竜骨牡蛎湯に宜し。又身体健強にして他に故無く、但だ事に望んで萎茶し用を為さざる者、余嘗て一男子を療す。前症の者、婚娶して已に四年、其婦去るを求めらる。其父来りて泣き治を請う。之を診て陰萎の外、指すべき症なし。中略。余乃ち八味丸を与え、腰眼・八髎・気衝・陰谷に灸し、三閲月、陽道やや復し、ますます服すること前後六閲月、其の婦はじめて孕み、弥月一男を挙げる。

（参）搓：ぐったりと疲れるさま。弥月：月がみちる。

以上の解説は深い臨床経験に基づくものと思われ、その他に臨床症状を詳述した報告例は見当たらない。『古訓医伝』は天雄散証として気逆上衝、清穀（下利清穀）、亡血、大小便の遺失（睡眠中の失禁）、腰以下の痿躄（運動麻痺）を挙げている。『勿誤薬室方函口訣』は、本方証は桂枝加竜骨牡蛎湯証の陰寒であるとし、『井観医言』と同じく陰萎（陰茎の勃起不能）を挙げているが、高齢者の精神障害については言及していない。筆者らは、先述の桂枝加竜骨牡蛎湯証に準じて本方を運用し、高齢者の頻尿、認知症に有効性を認めている。桂枝加竜骨牡蛎湯条の「脈極虚芤遅、為清穀。亡血失精。脈得諸芤動。得諸芤動微緊」については、先述の私論に舒述しており、その論旨を要略して述べ天雄散証を推論する。

ⅱ 天雄散証について

桂枝加竜骨牡蛎湯条の冒頭の「失精」とは、心腎不交即ち腎陰心陽の両虚に因る精気の衰憊によるものと考える。「脈極虚芤遅為清穀亡血失精脈得諸芤動微緊」の解釈は難解である。それは、句読点を字句の何処につけるかにより文意が異なり、諸家の解釈は異なる。その詳細は文献(2)に舒述している。宇津木昆台(7)は、「失精夢交ノ証ニ脈ノ虚芤遅ト、芤動微緊ト、少シク上下ノ重アレバ天雄散ト桂枝加竜骨牡蛎湯トノ差別ヲトクト弁スベシ」と説いている。さらに山田業広(6)は次のように解説している。「夫れ極虚芤遅は則ち失精の脈、是れ当に亡血を以て句と為すべし。失精の脈の三字は下句に属すのみ。極虚芤遅は既に失精の脈に非ず、清穀亡血はまた桂枝加竜骨牡蛎湯の宜しき所に非ず」（読み下し文）と。すなわち病態の転旋により、脈状は、芤動微緊より極虚芤遅に転変するとの説に著者らは賛意を表する。ちなみに脈の芤動微緊は、ともすれば微かに緊を帯びた浮脈であるが、按圧により消失し易い脈、即芤脈と理解している。脈の芤動微緊は、病状の悪化により極虚芤遅に至り清穀、亡血が現れる四逆湯類証に近似した病態に転変すると考える。したがって天雄散証は桂枝加竜骨牡蛎湯証の劇化した病態に現れるものと推考する。

類証鑑別としては八味丸、四逆湯類、小建中湯加味が近似の薬方と考えられる。

結　語

高齢者の夜間頻尿に八味丸のみでは薬効不十分な症例に天雄散を併用し、またアルツハイマー型認知症に天雄散と他剤との併用による有効例が認められた。この治験を基に天雄散の病態を考察し、合わせてその運用について述べた。

参考文献

（1）尾台榕堂：類聚方広義、尾台榕堂全集2、オリエント出版、P128、1997
（2）林億詮次、王叔和集、仲景全書：金匱要略方論、上24a-b、日本漢方協会学術部、1985
（3）武藤方華：天雄散について、漢方通信、4（6）、P1、1947
（4）荒木性次：新古方薬嚢、方術信和會、P156、1985
（5）渡邊武：平成薬証論、メディカルユーコン、P595、1995
（6）山田業広：医学読書記　金匱要略、山田業広漢方原典集成4、オリエント出版、P258、1998
（7）宇津木昆台：近世漢方医学書集成26、古訓医伝（3）、名著出版、P478、1980
（8）浅田宗伯：近世漢方医学書集成96、勿誤薬室方函口訣、名著出版、P209、1982
（9）尾台榕堂：井観医言、尾台榕堂全集6、オリエント出版、P78、1997

大・小承気湯合四逆湯類、白通湯加減の高齢者の便秘、下痢への運用

要旨

陰陽の各病位に属する二証が存在する併病の治療は、先に陰病を治して後に陽病を治すのが原則である。しかし、合方による二証同治が適応する病態もある。本論では、高齢者の下痢、便秘に大・小の承気湯と四逆湯類あるいは白通湯加減との合方が有効であった5症例を提示し、その病態を考察した。

キーワード：高齢者の下痢・便秘、大承気湯、小承気湯、四逆湯類、白通湯加減

緒言

概して治療に難渋する疾患では、虚実、寒熱の相反する証候が併存している病態が多い。ことに高齢者の治療では、治法を決めがたく治療に難渋することがある。本論では、高齢者の下痢、便秘に大・小の承気湯と四逆湯類、白通湯加減との合方により治効が得られた症例を提示し、その病態を考察する。

症例

症例は、構成生薬の薬量を多少異にするが、ほぼ同一薬方の投与により治効がみられたものである。下痢、便秘、下痢と便秘を繰り返す、の3群に分けて提示する。

I．下痢例

【症例1】 77歳　女性

【主　訴】 下痢

【既往歴】 他の医療機関にて以下の疾患を治療中であった。

甲状腺機能低下症（チラーヂンS［50］1錠）

高血圧症（イミダプリル塩酸塩［5］1錠、バルサルタン［80］2錠）

糖尿病（グリメピリド［1］1錠、メトホルミン塩酸塩［250］1錠、エパルレスタット［50］1錠）

慢性便秘症（酸化マグネシウム末2g、プルゼニド［12］4錠、ルビプロストン［24］2錠）

【家族歴】 特になし。

【現病歴】 X年6月初旬より下痢気味となり、漸次症状は進行し、食事ごとに水様便を排泄するに至り、同年7月中旬に来院した。

【来院時所見】

自覚症状： 全身の倦怠感・冷感、口粘、腹部全体の膨満感・不快感、酸臭の強い放屁の頻発などであり、放屁のたびに家人は開窓し換気していた。また発汗傾向があり、食欲不振であった。排尿：5～6回／日中、2～3回／夜間。浅眠。

〈排便状況〉 便臭の強い稀薄な黄土色の水様便を毎食後に排泄していた。家族の観察によると、便中に食物渣滓は無く、少量の浮遊する糞塊を時々認めていた。

【他覚所見】 身長149㎝、体重52㎏、血圧145／78㎜Hg、体温36・5℃、脈拍76／分。

〈脈候〉沈遅・細弱であり、趺陽脈は触知不能であった。

〈舌候〉淡紅舌。舌背：中央〜辺縁に薄い白湿苔、舌根部に厚い黄膩苔が認められた。舌下静脈は望見不能であった。

〈腹候〉腹力：上腹部は3／5、下腹部は2／5。中等度の心下痞硬、下腹部の按圧痛が触知された。

【血液、尿検査所見】 他の医療機関で施行された検査はおおむね基準値以内であった。

【治療経過】

治療初日 大承気湯合四逆湯を投与し、来院前より服用中の薬剤は中止とした。

第2病日 泥状便を2回／日中に排泄した。強い便臭はやや減少し、放屁はわずかに減り酸臭もやや減少した。便中に糞塊は不明であった。

第3病日 有形便を1回／午前中に排泄した。

第4病日 排便なし。

第5病日 良便を1回／午前中に排泄した。

第6病日 排便なし。

第7病日〜第9病日 良便を1回／午前中に排泄し、便臭はほぼ正常となった。

第17病日 大便が硬く排泄がやや困難との訴えにより大黄1.0gより2.5gに増量した。

第24病日 大黄の増量後より良便を1回／日、朝食後に排泄していた。その後の経過は良好であり、引き続き服用中である。

【症例2】 76歳 男性

【主　訴】 下痢

【既往歴・家族歴】 特記すべき疾患はない。

【現病歴】 関節リウマチを当院で治療中であった。X-2年以後、症状は緩和し、検査結果も改善され甘草附子湯去炮附子加烏頭+四物湯の煎剤とメトトレキサート［2］2錠/週、葉酸［5］1錠/週を服用中であった。X-1年12月、寒気により体調不良となったが四逆加人参湯加当帰と桂皮赤丸との併用に転方し経過は良好であった。X年8月初旬、猛暑により体調不良となり食事ごとに水様便を排泄するに至り、同年9月初旬に来院した。

【来院時所見】

自覚症状：全身倦怠、易疲労、食欲不振、口乾、軽度の腹満、睡眠不良などであった。排尿：4〜5回/日中、1〜2回/夜間。

〈**排便状況**〉食事ごとに軟性の糞塊が浮遊し、悪臭の強いやや黄色の水様便を排泄、酸臭の強い放屁を頻発していた。排便時刻は午前中であった。

【他覚所見】 身長171cm、体重48kg、血圧100/60mmHg、体温36℃、脈拍62/分。

〈脈候〉沈遅・細弱。

〈舌候〉やや薄い紅舌。舌苔：舌辺縁部にはやや薄い白湿苔、舌根部に薄い黄膩苔が認められた。舌下静脈は萎縮していた。

〈腹候〉腹力は2/5、心下痞硬が触知され、ことに臍下部は軟弱無力であった。

【治療経過】

治療初日 腹候の極度の虚状、脈候を考慮し、小承気湯と四逆加人参湯との合方を投与した。服用中のメトトレキサート［2］2錠／週、葉酸［5］1錠／週は併用とした。
第2病日　排便回数6～7回。早朝～午前中に糞塊が浮遊する淡黄色の水様便を排泄した。
第5病日　大便の性状に変化は無く、3～4回／午前中に排便した。
第6病日　脈候：沈弱。舌根部に薄い黄膩苔が認められ、大便の性状、排便回数に変化はなかった。
第7病日　泥状便を3～4回、早朝～午前中に排泄したが、便臭は不変であり、糞塊の存在は不明であった。舌苔はやや乾き口乾を訴えた。全身状態、排便の時刻により、脾胃虚より腎虚を先治すべきとし、四逆湯を白通湯去葱白加桂皮に転方し、生脈散を合方した。
第3週病日　転方後より漸次泥状便は少なくなり、良便を排泄するに至った。排便の時刻は朝夕2回となり便臭は漸次減少した。
第7週病日　軽度の腹満に加えて全身冷感の愁訴があり、小承気湯合大建中湯に転方し桂皮赤丸を併用とした。
第9週病日　食欲、睡眠共に良好。有形便を1～2回／日中に排泄した。便臭はほぼ正常となり、以後の経過は良好である。

Ⅱ．便秘例

【症例3】　87歳　女性
【主　訴】　腹満　便秘
【既往歴】　子宮筋腫の摘出（42歳）。気管支喘息（70歳で発症し来院時は寛解していた）。X-5年より、血管型認知症により某老人ホームに入所中であった。
【家族歴】　特にない。

【現病歴】 X－2年1月頃より便秘傾向となり、プルゼニド［12］2錠、大黄甘草湯エキス2.5g／日を服用していた。X－1年3月頃より排便が1回／2日となり、漸次自力による排便が困難となり、浣腸を施行するも薬効が認められず、同年4月末、主治医の紹介により来院した。（下剤以外に服用していた薬剤：フロセミド［20］1錠、スピロノラクトン［25］1錠、ドネペジル塩酸塩［5］1錠／日）

【来院時所見】

自覚症状：独歩不能。四肢の冷え、強い腹満感、下腹部痛、口渇などであった。食欲普通。睡眠：やや浅眠。排尿：10回／日中、3回／夜間。

〈排便状況〉プルゼニド［12］3錠／日を服用していた。酸臭のある放屁をするも便意は無く、1～2回／3～4日間の浣腸により、臭穢のあるやや硬い糞塊が注入薬液と共に排泄されていた。

【他覚所見】 身長148㎝、体重58㎏、血圧140／70㎜Hg、体温36・4℃、脈拍78／分。

〈脈候〉沈遅弱。

〈舌候〉舌背部は全体に弥漫性のやや乾燥した微白苔、中央～舌根部はやや薄い黄膩苔により被覆され、舌下静脈は膨化し、やや紫色がかった灰色を呈していた。

〈腹候〉腹力は2／5、腹部は全体に膨満していた。心下痞硬、指頭按圧による小腹部痛が触知された。

【治療経過】 下剤以外の薬剤は併用とした。

治療初日　大承気湯合四逆加人参湯を投与した。

第2病日　大量の軟便を午前中に排泄した。

第3病日　排便なし。

第4病日　少量の普通便を午前中に排泄した。

第5病日　排便なし。

第6病日　バナナ大の普通便を排泄した、以後はおおむね1回／2日排便するに至った。

X年3月、引き続き同湯を服用しているが経過は良好である。

【症例4】　84歳　男性

【主　訴】　便秘

【既往歴】　X-2年脳梗塞（左上下肢麻痺）

【現病歴】　X-2年7月4日、脳梗塞の発症により某大病院に入院、同年8月3日症状寛解によりリハビリセンターに転院。その頃より便秘傾向となり、酸化マグネシウム［250］3錠／日、プルゼニド［12］1錠／就寝前に服用していたが、漸次症状が進行し、浣腸により臭穢のある硬便を排泄するに至り、X-1年2月初旬、某医の紹介により来院した（下剤以外に服用していた薬剤：バイアスピリン［100］1錠、エソメプラゾール［20］1Cap、スピロノラクトン［25］1錠／日）。

【来院時所見】

自覚症状：全身倦怠感、腹満、心窩部痛、腹部の冷感・四肢冷感、食欲不振、口乾などであった。排尿：7～8回／日中、2～3回／夜間。酸臭の強い放屁をしていた。

〈排便状況〉浣腸を1回／4日間施行。浣腸による大便の排泄時には暫時いきみ、下腹部に鈍痛をきたし、排便後に肛門痛が少時続いていた。

【他覚所見】　身長154㎝、体重51㎏、血圧142／73㎜Hg、体温36・0℃、脈拍75／分。

〈脈候〉沈弱数。

〈舌候〉淡紅。舌背の中央部は薄い湿性白苔により被覆され、舌根部には薄い黄膩苔が認められた。舌下静脈は萎縮し望見不能であった。

〈腹候〉腹力2／5。腹部全体に腸管の蠕動不安が軽度に触知された。また心下痞硬、指頭按圧による下腹部痛、少腹不仁が認められた。

【治療経過】 下剤以外の薬剤は併用とした。

治療初日 小承気湯合大建中湯を投与した。

第2病日 自力により便臭の強い少量の硬便を排泄した。

第3病日 排便せず。

第4病日から第13週病日 2～3回／日、少量の軟便を排泄した。酸臭のある放屁は漸次減少していた。

第14週病日～第15週病日 排便は2回／週となった。

第16週病日 脈沈弱遅。乾性の微白苔、舌根部には薄い黄膩苔が認められた。大建中湯を四逆加人参湯に転方し小承気湯との合方を投与した。

第17週病日 小承気湯合四逆加人参湯を服用して以後、毎朝、食後に排便するに至った。その後は間歇的に服用し経過は良好である。

Ⅲ. 便秘と下痢を繰り返す例

【症例5】 90歳 男性

【主 訴】 便秘と下痢

【既往歴】 X－19年 脳梗塞。X－6年 肺癌を発病。某大病院に入院し放射線治療後、ゲフィチニブ〔50〕1錠／

日を継続して服用中であった。

【家族歴】　特記すべきことはない。

【現病歴】　X-1年12月1日、下腹部に不快感を伴う水様便を数回排泄した。その後は3～4日ごとに便秘と水様性下痢を交互に繰り返すに至り、同年12月16日、主治医の紹介により来院した。ゲフィチニブの服用は12月2日に主治医の指示により中止していた。

〈排便状況〉12月1日～同月4日までは酸臭ある放屁を頻発し、5～6回／日、臭穢のある水様便を昼夜問わず排泄した。同月5日～8日までは排便はなく、9日～11日は同様の水様便を数回排泄した。さらに12日～14日までは排便はなく、15日には再び便臭の強い水様便を排出した。家族が排便中に浮遊する糞塊を数回認めていた。排便時刻は不定であった。

【来院時所見】

自覚症状：著しい全身倦怠、強い下腹部の腹満・不快感、軽度の口渇、食欲不振、全身の掻痒感などであった。

排尿：4～5回／日中、3回／夜間。睡眠：浅眠、多夢。

【他覚所見】　身長151㎝、体重43㎏、血圧108／58㎜Hg、体温36・2℃、脈拍62／分。

〈脈候〉沈遅・細弱。

〈舌候〉淡紅舌。舌中央部はやや湿性の微白苔、舌根部はやや薄い黄膩苔により被覆され、舌下静脈は萎縮していた。

〈腹候〉腹力は軟弱無力。腹部全体はやや膨満していた。下腹部に軽度の指頭按圧痛が触知された。

【治療経過】

治療初日　小承気湯合四逆加人参湯を投与した。

第2病日　下腹痛を伴った少量の泥状便を午前と午後に2回排泄した。

第3病日　起床時と午後に、少量の軟性有形便を排泄した。排便時の悪臭はやや減少した。

第4病日　食欲は良好となり、軟便を少量排泄した。脈沈弱。血圧120／67㎜Hg、脈拍67／分。

第8病日　下腹部の不快感は消失し、放屁は減少し、食欲は良好となった。

第18週病日　引き続き服用中であるが、毎夕晩酌を楽しんでおり、経過は良好である。ちなみにゲフィチニブは、排便状況の回復と共に、治療開始3週間後より1錠／2日を服用している。

小　括

症例1は大承気湯合四逆湯、**症例2**は小承気湯合白通湯去葱白加桂皮＋生脈散、**症例3**は大承気湯合四逆加人参湯、**症例4**、**症例5**はともに小承気湯合四逆加人参湯により各々治効が得られた。

考　察

I．『傷寒論』『金匱要略』が説く合方の規範について[1]

『傷寒論』の治法原則は、併病の法則、すなわち治の先後である。併病とは、一つの病態の流れの中に、病位を異にする複数の証が経時的に現れる病態である。[2]治の先後により、病態の悪化が予測される場合には、合方が必要となる。合方とは複数の薬方を一薬方にまとめ複数の証を同治とすることである。加えて、薬量の加減があるが合方により原方とは異なった証に転変する場合がある。例を挙げる。陽病間には、桂枝湯と小柴胡湯との合方である柴胡桂枝湯があり、陰陽2病間には桂枝湯と少陰病に準ずる烏頭煎との合方である烏頭桂枝湯がある。前者の適応は、桂枝湯証と小柴胡湯証との相半ばする合方証であり、後者は桂枝湯証と烏頭煎証、すなわち陰陽2つの病位にわたる二証同治（双解）を目的としたものである。いま一つは異なった証に転ずる桂枝去芍薬湯と厚朴三物湯との合方である厚朴七物湯証である。

さて本論の提示例に用いた2薬方の合方を説いた条文はなく、先人の治験も未見である。この合方の準拠は、大承気湯と四逆湯の二証の併存、すなわち陰陽の併病を説く少陰病篇320、321、322、323の条文である。この各条の要点を述べ、合方を用いるに至った理由を叙述する。

参考条文

148条 傷寒六七日、発熱、微悪寒、支節煩疼、微嘔、心下支結、外証未去者、柴胡桂枝湯主之。（太陽病篇下）

桂枝去皮 黄芩一両半 人参一両半 甘草一両炙 半夏二合半洗 芍薬一両半 大棗六枚擘 生姜一両半切 柴胡四両

寒疝、腹中痛、逆冷、手足不仁、若身疼痛、灸刺諸薬不能治、抵当烏頭桂枝湯主之。（腹満寒疝宿食病篇）

烏頭、以蜜二斤、煎減半、去滓、以桂枝湯五合解之、……以下略。

病腹満、発熱十日、脈浮而数、飲食如故、厚朴七物湯主之。（腹満寒疝宿食病篇）

厚朴半斤 甘草 大黄各三両 大棗十枚 枳実五枚 桂枝二両 生姜五両

320条 少陰病、得之二三日、口燥咽乾者、急下之。宜大承気湯。

321条 少陰病、自利清水、色純青、心下必痛、口乾燥者、急下之。宜大承気湯。

322条 少陰病、六七日、腹脹、不大便、急下之、宜大承気湯。

323条 少陰病、脈沈者、急温之、宜四逆湯。

Ⅱ．大承気湯と四逆湯とが関わる条文

ほぼ同一薬方により治効がみられた提示例の病態把握には、320、321、322条と、323条の説く大承気湯と四逆湯、すなわち二証の相関連する病態を認識することが必須である。陽病と陰病の二証が併存する場合には、治法はおおむね厥

陰病篇372条の説く、いまだ下利清穀に至らず腹脹満が現れる陰病の裏寒証を治して後、表証を緩やかに治すいわゆる〝先急後緩〟である。しかし桂枝湯証と四逆湯証との併存を説く太陽病中篇91条は、先に四逆輩による「下利清穀」を急治とし、便通が正常に復した後、桂枝湯による太陽の「身疼痛」を急治すべしとし、表裏共に急治を説いている。翻って320、321、322の各条は、先に大承気湯による陽明・邪熱の「急下」、323条は、大承気湯投与により邪熱が消滅した後に、四逆湯による少陰・裏寒の「急温」を説いており、治の先後が91条の逆である。すなわち91条の四逆輩により急治すべき「下利清穀」は323条の説く四逆湯証より重い証候と考えられる。

参考条文

91条 傷寒、医下之、続得下利清穀不止、身疼痛者、急当救裏。後身疼痛者、清便自調者、急当救表。救裏宜四逆湯、救表宜桂枝湯。

桂枝湯方　桂枝三両　芍薬三両　甘草二両炙　生姜三両　大棗十二枚

372条 下利腹脹満、身体疼痛者、先温其裏、乃攻其表。温裏宜四逆湯、攻表宜桂枝湯。

四逆湯方　甘草二両炙　乾姜一両半　附子一枚生

・少陰病篇：320、321、322、323条の意訳

320、321、322、323条は陽明から少陰に至る病態推移における大承気湯証と四逆湯証との併病を述べたものであるが、この大承気湯証は、その一変証として熱結傍流の証候である。この証候は『傷寒』『金匱』に記載がなく、『温疫論』大便候(3)が初出である。その証候とは、燥屎に至る過程に現れる証候と思われる。「熱結」は、腸管内に邪熱が充満し燥屎が形成されている病態であり、「傍流」とは、臭穢のある黄色を帯びた汚水の泄瀉である。

各条文の冒首には「少陰病」とあるが、最も重要である脈状の記載はない。320、321、322の条文の脈状は篇頭にある

281条の「脈微細」ではなく、各条文が説く病態により多少異なるが、おおむね沈遅・細数である。以下各条の主旨を略述する。

・**320条 少陰病、得之二三日、口燥咽乾者、急下之。宜大承気湯。**

大承気湯方　大黄四両　**厚朴**半斤　**枳実**五枚炙　**芒硝**三合

本条は陽明病より少陰病の初期に至る移行期に、陽明の邪熱が少陰に急激に転入し、陽明証と少陰証の併存する病態である。自覚的には腹満、便秘があり、「口燥咽乾」は陽明実熱の鬱滞に因り胃気不順となり、津液が正常に循行せず、内熱が生じて現れた証候である。舌には黄白苔、あるいは黄苔が認められ、心身の不調和をきたす。冒頭の「少陰病」が純なる少陰証ならば、304条の「口中和」であるが、舌苔は陽明証である。病邪は少陰に侵入しているがゆえに、大承気湯による「急下」を要する。「急下」の急とは、一刻も猶予できない急迫した病態を指す。この病因は、外感による陽明の鬱熱のみではなく、内傷すなわち胃腸に停滞する飲食物の病的発酵（宿食の激化）に起因する場合もある。

・**321条 少陰病、自利清水、色純青、心下必痛、口乾燥者、急下之。宜大承気湯。**

本条は320条の激化したものである。「自利清水」は少陰・裏寒の下痢、すなわち「下利、清穀」に似て非なるものである。しかし123調胃承気湯条の「大便反溏」、229小柴胡湯条の「大便溏」とははるかに異なり、穀物の渣《さ》滓《し》が含まれない、臭穢のある水様便であり、その便中に若干の糞塊が認められる。この証候は燥屎に至る過程の半ばに現れる証候である。要約するに、「自利清水」とは、いまだ燥屎に至らない軟らかな糞塊が含まれる、臭穢のある水瀉性の熱性下痢である。因みに喩昌[4]は〝熱邪が少陰に伝入し、津水を逼迫す。注して自利を為す。質は清、渣滓相交わること無し〟と説き、周禹載[5]も同じ見解を述べ、多紀元堅[6]、喜多村直寛[7]は賛同している。「色純青」の「純」は専一の意、「青」は圊《かわや》を指し、圊水の形容であり汚水を指す。「心下必痛」は、大承気湯証の鬱熱による腹満痛が心窩部に波及した症候である。「口乾燥」は前条の「咽乾口燥」とは異なり鬱積する邪熱により津液欠乏に至った徴候である。

・**322条 少陰病、六七日、腹脹、不大便者、急下之、宜大承気湯。**

「六七日」の経過により、321条の病態はさらに激化し、腹脹、不大便の症候が現れる。「不大便」とは精気が益々衰憊し邪熱が裏に充満し、燥屎が形成され、大便の排出が困難となった証候である。「腹脹」とは、腹満の自覚は少なく他覚的にみられる腹部の脹満を指す。

・**323条 少陰病、脈沈者、急温之、宜四逆湯。**

本条は大承気湯により陽明の邪熱が除かれるやいなや四逆湯類による少陰・裏寒の「急温」を説いている。四逆湯類の各条文には「下利」、「不止利」、「大下利」、「清穀下利」と記載されているが、本条の四逆湯証は極期の「下利清穀」には至っていないが、極めて急劇であり急治を要する。

小　括

上述の四条は、大承気湯証と四逆湯証の併存を説き、先外（陽病）後内（陰病）の治法を指示している。すなわち320、321、322の各条は鬱熱による自利清水から熱結傍流、燥屎の形成までの病態の急治を、323条は急劇なる津液喪失後の身体衰憊による裏寒の急治を説いている。具体的には、320条は熱結傍流の初期証候、321条は熱結傍流に至る中途の過程（自利清水）、322条は燥屎の形成に至った証候を述べている。

参考条文

123条 太陽病、過経十余日、心下温温欲吐而胸中痛、大便反溏、……、與調胃承気湯。
229条 陽明病、発潮熱、大便溏、小便自可、胸脇満不去者、與小柴胡湯。

317条 少陰病、下利清穀、裏寒外熱、手足厥逆、脈微欲絶、身反不悪寒、其人面色赤。(中略) 或利不止脈不出者、
　通脈四逆湯主之。
354条 大汗、若大下利而厥冷者、四逆湯主之。
372条 考察Ⅱに既述。
385条 悪寒、脈微而復利、利止、亡血也、四逆加人参湯主之。

Ⅲ．大承気湯と四逆湯の合方について

急性病において、320～322条の「急下」、323条の「急温」による治法は、筆者らは未経験である。かつて、高齢者の便秘、あるいは浣腸により臭穢のある泥状便の症例に四逆加人参湯加大黄、あるいは同湯と大承気湯との併用により治効が得られた[4]。

以後、この二薬方をしばしば運用してきた。しかし近年飽食、あるいは多剤服用によると思われる高齢者の便秘・下痢に用いても、満足すべき治効が得られず、治療に難渋する症例が多くなった。その病態を勘案するに、320～322条の説く大承気湯による「急下」の証と、323条の四逆湯による「急温」の証が併存し逼迫する病態には、合方が適応する病態もあるのではと推考され、内外同治とする合方を臨床に運用し治効が得られた。因みに『勿誤薬室方函口訣[8]』には〝大承気湯……又四逆湯ヲ合シテ温下スル……〟と記載されているが治験録は見当たらない。いま一つの合方の準拠は、『備急千金翼方』に記載されている3つの温脾湯である。心蔵門の温脾湯[9]は温剤の当帰、人参、熱剤の乾姜、附子、寒剤の大黄、芒硝、平剤の甘草で構成され、薬方に擬すれば調胃承気湯＋四逆加人参湯加当帰である。脾臓門下の温脾湯[10]は、温剤の人参、熱剤の乾姜、附子と寒剤の大黄、平剤の甘草との構成であり四逆加人参湯加大黄と同じであるが薬量が少し異なる。いま一つの温脾湯[11]は、大熱の桂心(肉桂)を加え甘草を去っ

たものであり、構成生薬は四逆湯去甘草（乾姜附子湯）加大黄と同じである。各温脾湯の効能は、条文から推して温剤と考えられるが、四逆湯、白通湯、真武湯などが適応する純なる寒証のみでなく、多少とも熱証が混在する病態である。

参考条文

心臓・心腹痛第六　温脾湯　治腹痛、臍下絞結、繞臍不止。
　当帰　乾姜各三両　附子　人参　芒硝各二両　大黄五両　甘草二両

脾臓下・熱痢第八　治久白赤痢、連年不止、及霍乱、脾胃冷実不消、温脾湯方
　大黄四両　人参　甘草　乾姜各二両　附子一枚、大者

脾臓下・冷利第八　温脾湯　治積久冷熱赤白痢者方。
　大黄　桂心各三両　附子　乾姜　人参各一両

Ⅳ　提示症例の検討

提示した5症例は共に内傷によるものであり、治法は320～322条の「急下」、323条の「急温」の治法を規範とせず合方により治効が得られた。各症例に共通した症候は、脈候：沈遅・細弱、舌根部：黄苔・黄膩苔、舌下静脈：膨化・萎縮・望見不能、腹力：おおむね軟弱～軟弱無力、強い酸臭のある放屁などであり、便秘例には、強い酸臭を伴う放屁、浣腸による臭穢のある硬便の排泄が認められた。下痢例には、食物残滓が含まれない、強い便臭を伴うやや黄色を帯びた水様便とともに、、便中に浮遊する糞塊が認められた。**症例1、2、**の水様性下痢は321条の「自利清水」に該当し、便中に浮遊していた糞塊は、熱結傍流の結糞に至る過程に生じたものと思われる。**症例3、4**の便秘は322条の記述する病態にあったと考えられる。**症例5**の下痢と便秘の繰り返しは321、322条の説く

病態の転変によるものと推考される。320〜322条の「宜大承気湯」には小承気湯類、323条の「宜四逆湯」には、四逆湯類さらに白通湯類をも含まれる。

ⅰ　症例2の白通湯去葱白加桂皮について

白通湯と四逆湯との違いは、甘草、葱白の有無である。少陰病の寒性下利に対応すべき主たる薬方は真武湯、四逆湯類、白通湯類である。後者の2湯には補脾胃、補腎の効能があるが、適応する病態は少し異なる。すなわち四逆湯類は補脾胃、白通湯類は補腎が先んずる。[12〜14] 四逆湯類の下痢に関する証候は323条の解説に既述しているが、白通湯類の二カ条には、各々「下」と「利不止」のみであり、臨床では、大便の性状のみでは2湯の鑑別は困難である。筆者らの治験によれば、その鑑別の眼目は、排便時刻が異なり、四逆湯証では時刻を問わず、白通湯証では早朝から午前中である。ちなみに「昼日煩躁、夜而安静」の乾姜附子湯は白通湯の一歩手前薬方でる。したがって症例2は排便状況より、腎虚を優先すべき病態とみて四逆湯を白通湯に転方した。白通湯の君薬である葱白を去り桂皮を加えたのは、葱白の辛散温通より桂皮による腎陽の補陽を優先したからである。生脈散との合方は津液不足による咽乾、口渇の改善を目的とした。

参考条文

61条 下之後、復発汗、昼日煩躁不得眠、夜而安静、不嘔、不渇、無表証、脈沈微、身無大熱者、乾姜附子湯主之。

乾姜附子湯方 乾姜一両　生附子一枚

314条 少陰病、下利、白通湯主之。

白通湯方 葱白四茎　乾姜一両　生附子一枚

315条 少陰病、下利、脈微者、與白通湯。利不止、厥逆無脈、乾嘔、煩者、白通加猪胆汁湯主之。下略。

生脈散　滋生精気、培養真元、補心潤肺。麦門　人参　五味子（勿誤薬室方函）：内外傷弁惑論・巻中・暑傷胃気論

ⅱ　症例4の小承気湯合大建中湯について

この合方の規範とすべき条文は『傷寒』『金匱』にはなく、また先人の治験も未見である。寒疝に用いられる大建中湯は回陽の力が四逆湯より劣るが、大承気湯との合方により治効が得られる場合もある。ちなみに大建中湯の方後に、「一炊傾如。可飲粥二升」と記載されている。これは大建中湯の服後には、桂枝湯の服後と同じく、薬力増強に、熱粥による薬力の補助が必要である。しかし本方は小承気湯の合方であり熱粥との服用は中止した。

小承気湯合大建中湯による便秘の治験例を提示する

【症　例】88歳、女性

【主　訴】便秘

【既往歴】高脂血症（プラバスタチンNa［5］1錠を服用中）

【現病歴】X-1年より当院で腰痛により八味丸と人参湯エキスを投与していた。同年6月末より便秘傾向となり、X年2月初旬より排便が1回／3～4日となった。

【来院時所見】

自覚症状：腹満、下腹部不快感、食欲不振など。

【他覚所見】身長143㎝、体重42㎏、血圧115／50㎜Hg、体温36℃、脈拍55／分。

〈脈候〉沈遅弱。

〈舌候〉淡紅舌。舌背の前部には薄い白湿苔、後部には薄い黄膩苔が認められた。舌下静脈：望見不能。

〈腹候〉腹部は軟弱無力、上腹部に腸の蠕動亢進が触知された。

【経　過】服用中の錠剤は併用とし、小承気湯合大建中湯の投与により漸次症状の回復がみられ、治療を開始して18週間後には廃薬に至った。

参考条文

心胸中大寒痛、嘔不能飲食、腹中寒、上衝皮起、出見有頭足、上下痛而不可触近、大建中湯主之。

大建中湯　蜀椒二合去汁　乾姜四両　人参二両

以水四升、煮取二升、去滓、内膠飴一升、微火煎取一升半、分温再服、如一炊頃、可飲粥二升、後更服、以下略。（腹満寒疝宿食病篇）

ⅲ　合方における大、小の承気湯証について

大、小の承気湯証の鑑別は、陽明病篇208、209、374の各条が説いており、その代表的条文である209条の文意を略述する。

209条　陽明病、潮熱、大便微鞕者、可與大承気湯。不鞕者、不可與之。若不大便六七日、恐有燥屎、欲知之法、少與小承気湯、湯入腹中、転失気者、此有燥屎也、乃可攻之。若不転失気者、此但初頭鞕、後必溏、不可攻之、攻之必脹満不能食也。欲飲水者、與水則噦、其後発熱者、必大便復鞕而少也、以小承気湯和之。不転失気者、慎不可攻也。大承気湯方　大黄四両　厚朴半斤炙　枳実五枚炙　芒硝三合　小承気湯方　大黄四両　厚朴二両炙　枳実三枚炙

意釈：「大便微鞕者」とは、陽明に病邪が侵入した初期を指す。その期に燥屎の有無を確かめる方法として、小承気湯を与え、転失気（放屁）が有れば燥屎がある大承気湯証である。「若不転失気者、此但初頭鞕、後必溏、不

可攻之」とは、胃気の虚によるものであり、「以小承気湯和之」と説いている。「和」の字義は、小承気湯により、胃気を調和せよとの謂であり、すなわち消化管の機能回復を指している。

提示例で、大・小の承気湯の鑑別に逡巡する症例もあった。その鑑別には、腹満の軽重、臭穢のある放屁の程度、舌根部の黄（膩）苔の厚薄・濃淡、腹部の按圧痛、燥屎（硬便）の有無を要点とした。

iv　エキス製剤、生薬末としての運用

提示例に用いられた方剤はすべて煎剤である。医療用エキス製剤は大承気湯のみである。小承気湯、四逆湯、乾姜附子湯は生薬末として用いる場合の薬量は、煎剤の1／3量とし、一両を1.3gに換算している。ちなみにこれらの生薬は、理中丸、麻子仁丸、烏頭赤石丸などにも含まれている。

理中丸：人参　乾姜　甘草　白朮
麻子仁丸：麻子仁　芍薬　枳実　大黄　厚朴　杏仁
烏頭赤石丸：蜀椒　烏頭　附子　乾姜　赤石脂

結　語

1．大・小の承気湯と四逆湯、四逆加人参湯、白通湯加減との合方により治効が得られた高齢者の下痢、便秘の病態を考察した。

2．この合方の準拠は：少陰病篇320～322条の「急下之」、323条の「急温之」が説く急迫した病態と構成生薬からみた『千金翼方』の温脾湯である。

3．高齢者の下痢、あるいは便秘の治療に当たって、脈候、舌候、腹候の各候の病位が一致せず、各証候が各々陰病、

陽病に属している病態では、この合方を運用する場合もある。

付記

本論に用いた条文は、『傷寒雑病論』(三訂版) 日本漢方協会学術部編、東洋学術出版、2000に拠った。

・提示例に用いたエキス製剤、煎剤、丸薬

症例1

大承気湯合四逆湯：大黄2.5g、枳実3.0g、厚朴5.0g、硫酸マグネシウム3.0g、炙甘草3.0g、乾姜2.0g、炮附子3.0g

症例2

治療開始前

甘草附子湯去炮附子加烏頭＋四物湯

甘草附子湯去炮附子加烏頭：甘草2.0g、白朮6.0g、桂皮4.0g、烏頭3.0g

四物湯：当帰2.0g、川芎2.0g、白芍薬2.0g、熟地黄2.0g

四逆加人参湯加当帰：炙甘草3.0g、乾姜2.0g、人参3.0g、炮附子3.0g、当帰3.0g

自家製・桂皮赤丸：茯苓末4.0g、桂皮末4.0g、烏頭末0・13g、細辛末1.0g、ハチミツ0・33g／日、9丸として

烏頭末0・13g中のアコニチン系アルカロイド　340・6μg

治療開始後

小承気湯合四逆加人参湯

小承気湯：大黄1.0g、厚朴2.0g、枳実3.0g

四逆加人参湯：炙甘草3.0g、乾姜2.0g、炮附子3.0g、人参参3.0g

小承気湯合白通湯去葱白加桂皮＋生脈散

小承気湯：大黄1.0g、厚朴2.0g、枳実1.0g

白通湯去葱白加桂皮：姜3.0g、炮附子3.0g、桂皮2.0g

生脈散：人参3.0g、麦門冬4.0g、五味子2.0g

小承気湯合大建中湯

小承気湯：大黄0.5g、厚朴2.0g、枳実3.0g

大建中湯：山椒2.0g、乾姜4.0g、人参3.0g、膠飴20・0g

自家製・桂皮赤丸：茯苓末4.0g、桂皮末4.0g、烏頭末0・13g、細辛末1.0g、ハチミツ0・33g／日、9丸

として

症例3

大承気湯合四逆加人参湯

大承気湯：大黄1.5g、枳実3.0g、厚朴5.0g、硫酸マグネシウム3.0g

四逆加人参湯：炙甘草2.0g、乾姜3.0g、炮附子3.0g、人参4.0g

症例4

治療開始前に用いられていた大黄甘草湯エキスは、ツムラ大黄甘草湯エキス顆粒（医療用）である。

小承気湯合大建中湯

小承気湯：大黄1.7ｇ、厚朴3.0ｇ、枳実2.0ｇ

大建中湯：山椒3.0ｇ、乾姜4.0ｇ、人参3.0ｇ、膠飴20・０ｇ

小承気湯合四逆加人参湯

小承気湯：大黄1.7ｇ、厚朴3.0ｇ、枳実2.0ｇ

四逆加人参湯：炙甘草3.0ｇ、乾姜2.0ｇ、人参2.0ｇ、炮附子2.0ｇ

症例５

小承気湯合四逆加人参湯

小承気湯：大黄0.5ｇ、枳実2.0ｇ、厚朴3.0ｇ

四逆加人参湯：炙甘草2.0ｇ、乾姜3.0ｇ、人参3.0ｇ、　炮附子3.0ｇ

考　察　Ⅳ・iiの症例

人参湯エキス　ツムラ人参湯エキス顆粒（医療用）7.5ｇ／日

自家製・八味丸：地黄末1.2ｇ、山茱萸末0.6ｇ、山薬末0.6ｇ、沢瀉末0.6ｇ、茯苓末0.6ｇ、牡丹皮末0.6ｇ、炮附子末1.9ｇ、ハチミツ2.7ｇ／日 60丸として

炮附子1.9ｇ中のアコニチン系アルカロイド29µg

大承気湯合大建中湯

大承気湯：大黄1.5ｇ、枳実3.0ｇ、厚朴5.0ｇ、硫酸マグネシウム3.0ｇ

大建中湯：山椒2.0ｇ、乾姜4.0ｇ、人参3.0ｇ、膠飴20・０ｇ

使用生薬の入手先と産地を以下に記す。

（株）高砂薬業

中国産：乾姜（広西省）、炙甘草（甘粛省）、細辛（遼寧省）、茯苓（雲南省）、桂皮（広西省）、五味子（遼寧省）、枳実（浙江省）、厚朴（浙江省）、人参（黒竜江省）、大黄（四川省）

日本産：山椒（日本・和歌山）、硫酸マグネシウム（大阪）

（株）栃本天海堂

中国産：麦門冬（四川省）、大黄（青海省）

日本産：膠飴、蜂蜜

（株）ウチダ和漢薬

中国産：桂皮（広東省）

日本産：膠飴、炮附子・烏頭（群馬県）

（株）ツムラ

日本産：炮附子

利益相反（ＣＯＩ）に関して開示すべきものはない。

引用文献

（1）福田佳弘：「傷寒・金匱」を礎とした合方の規範について、日東医誌、59、Ｐ213～217、２００８

（2）福田佳弘：第1回　併病シンポジウム、併病の概要、漢方の臨床、43、Ｐ736～743、２００３

（3）呉又可、鄭重光 補注：温疫論補証、新文豊出版、台北、Ｐ26、１９８１

(4) 喩嘉言：傷寒尚論篇巻之四　和刻漢籍医書集成15、エンタプライズ、東京、P144、1991
(5) 周禹截：傷寒論三注　傷寒論研究大辞典 劉渡舟 主編 傳延齢、山東科学技術出版、済南、P144、1994
(6) 多紀元堅：傷寒論述義　近世漢方医学書集成110、名著出版、東京、P79、1983
(7) 喜多村直寛：傷寒論疏義　近世漢方医学書集成89、名著出版、東京、P487、1981
(8) 浅田宗伯：勿誤薬室方函口訣　近世漢方医学書集成96、名著出版、東京、P117、1982
(9) 孫思邈：温脾湯　心腹痛第六　李景榮、他校釈　備急千金要方、人民衛生出版、北京、P472、1997
(10) 孫思邈：温脾湯　熱痢第七　李景榮、他校釈　備急千金要方、人民衛生出版、北京、P545、1997
(11) 孫思邈：温脾湯　冷痢第八　李景榮、他校釈　備急千金要方、人民衛生出版、北京、P549、1997
(12) 福田佳弘：大承気湯証と陰虚証の併存について、漢方の臨床、43、P857～862、1998
(13) 福田佳弘：少陰病・主薬方中における炙甘草の役割について、日東医誌、43、P769～779、2006
(14) 福田佳弘：傷寒金匱を学んで、白通湯・四逆湯証の一考察　医聖社、東京、P343～363、2015

The Application of Mixture of Major or Minor Rhubarb Combination and Group of G. L. and Aconite Combination or Modified Allium, Ginger and Aconite Combination to Diarrhea or Constipation of Elderly patients

○ [1]Yoshihiro FUKUDA, [2]Mizuki Kobayashi, [3]Yusuke FUKUYASU

[1] Fukuta Orthopedic Clinic, 152 Zaimokucho, Tottori 680-0021, Japan

[2] Shinjuku Turukame Clinic, 2-11-15 Yoyogi, Shibuya-ku, Tokyo 151-0053, Japan

[3] Okayama Memorial Hospital, 7-22 Seikihonmachi, Kita-ku, Okayama 700-0862, Japan

Abstract

The standard therapy of the case with two symptoms (Sho) referring to yin and yang diseases respectively at the same time is based on the prior treatment of yin disease to which of yang disease. But in some cases, simultaneous treatment of both yin and yang diseases with the combination of two formulations is effective.

We reported the five cases of diarrhea or constipation of elderly patients which we successfully treated with the mixed Decoction of Major or Minor Rhubarb Combination (Daijokito,Shojokito) and Group of G. L. and Aconite Combination (Shigyakuto), or Modified Allium, Ginger, Aconite Combination (Hakutsuto).

We considered pathogenesis of these and made it clear the essence of the combination of formulations.

Key Words :Diarrhea or Constipation of the Elderly patients, Major Rhubarb Combination , Minor Rhubarb Combination, Group of G. L. and Aconite Combination, or Modified Allium, Ginger, and Aconite Combination.

大承気湯条の「陽明少陽合病、必下利」を考える

要　旨

筆者は合病を邪正相闘の概念に基づき、その病態を考察し、適応する薬方を運用し、治効を得ている。本論の主旨は、葛根湯条の「必自下利」、黄芩湯条の「自下利」と、大承気湯条の「必下利」の病態である。この3つの症候は同意であり、正気すなわち身体の防御反応と考える。ことに256条の「陽明少陽合病」の病態考察を焦点とし論述した。その病態解析のキーポイントは、大承気湯条の「宿食」と「必下利」である。「必下利」は、『温疫論』の説く「熱結傍流」に近似している。その症候は臭水（病的腸液）と糞塊の排出である。糞塊は、燥屎（結糞）とは異なり軟性の糞塊と考える。臭水と糞塊は正気（抗病能力）により排泄されるが、大承気湯はその作用を促進する。

キーワード：陽明少陽合病、必自下利、自下利、必下利、熱結傍流

緒　言

多くの漢方医学書は、合病を経絡理論、五行理論に拠り解説しているが、筆者らは合病を邪正相闘の概念に基づき、その病態を考察し、適応する薬方を運用している。葛根湯条の「太陽與陽明合病」、黄芩湯条の「太陽與少陽合病」の治験は数々報告されているが、大承気湯条の「陽明少陽合病」については未見である。先人の治験

に、大承気湯による「陽明少陽合病」と思われる治験はみられるが、その病態を考察した文献もいまだ見当らない。自治験と先人の「陽明少陽合病」と思われる治験を提示し、邪正相闘の概念を礎に「陽明少陽合病」に於ける大承気湯証を考察する。

治　験

症例1　自治験である。

加齢と共に便秘気味となり、麻子仁丸を服用していた。X年7月、猛暑により易疲労、全身倦怠をきたすと共に便秘傾向が強くなった。翌月初旬、排便が困難となり腹満と胸脇部に不快感を覚え、臭気の強い放屁を頻発するに至った。小便回数はやや減少。食欲は常より不振であった。某日早朝、便意を覚えて目覚め、淡黄色を帯びた臭穢の水様便を多量に排泄し、便中に黒褐色の軟らかい糞塊の浮遊が認められた。舌根部は薄い黄膩苔で被覆され、脈沈やや緊であった。放屁、大便の性状からして「陽明少陽合病、必下利」と診て大承気湯エキス製剤7.5gを分3とし服用した。ちなみに当日の排便回数は1回のみであった。その翌朝には放屁は減少し、便臭の弱い少量の軟性有形便を1回排泄した。その夕刻には清暑益気湯に転方し漸次回復した。

麻子仁丸方：麻子仁1.2g、芍薬末0.5g、大黄末1.2g　厚朴末0.8g、枳実末0.6g、杏仁末0.8g、蜂蜜1・92g　丸薬として、分3／日。

清暑益気湯方：人参3.5g、白朮3.5g、麦門冬3.5g、五味子2.0g、陳皮2.0g、甘草2.0g、黄柏2.0g、当帰3.0g、黄耆3.0g

症例2　『古方便覧』[1]大承気湯の記述より引用。

一婦人傷寒患テ、讝語狂笑シテ、清水ヲ下利スルコト日ニ数十行、諸医療スルコトアタハズ。腹鞕満ニシテ按セバ傷ムコト甚シ。乃此方ヲ作テ連《しきり》ニ進ルコト三剤ニテ利即止テ諸症並ニ除ク。

症例3　『静倹堂治験』(2)下痢の治験

長文により、その経過を要約して引用する。

女、年十九。〈風邪様症状を発症し、発表剤によりやや症状は寛解〉。ソノ後、微熱往来シ時々下利ス。〈湿邪による胃の不調和に除湿剤が用いられたが癒えず、下痢症状が悪化するも、加味五苓散、連理湯が無効。日々症状が激化〉肚腹蒸蒸トシテ熱シ、小腹ノ辺ニ中リ一小塊アリ、之ヲ圧セバ微シク痛ム、寝レバ舌上乾燥シ、脈沈数ニシテ稍緩ヲヲブ。……又下利止マザルコト、累月ト雖モ、脾胃虚憊ノ候ト為スベカラズ。既ニ毒・滲利・温補・固腸・止剤ヲ用イテ、並ビニ皆効ナキ者ハ此ノ病……必ズ虚中ニ実ヲ挟ンデ下利スル者ナリ。〈本事方の温脾湯、乾姜円により症状の消失がみられた〉…大便ヲ下ス薬ヲモチイテ、反ッテ下利ヲ止ルノ妙義ナリ、以下略。

〈　〉要約。

参　考

温脾湯：厚朴・乾姜・甘草・桂心・附子・大黄。

乾姜円：大黄・乾姜・巴豆・人参。

小　括

症例1は内傷による陽明少陽の合病と診て大承気湯の服用により症状の回復がみられた。**症例2**は、傷寒による症例である。記述が不充分であるが、前医が「清水ヲ下利スルコト」を陰病の下利清穀と誤診した症例である。

著者六角重仁は陽証の下痢と診て大承気湯を投与し治効を得た。**症例3**の初期症状は熱結傍流（水様便と糞塊の排泄）に近似した症候と思われたが大承気湯は用いられず、本事方の温脾湯、乾姜円により症状が消失した。

考　察

先ず合病の定義を述べ、次いで「陽明少陽合病」の「必下利」「宿食」に関わる証候とその鑑別に関わる条文を列記し論を進める。

合　病

条文

32条　太陽與陽明合病者、必自下利者、葛根湯主之。

33条　太陽與陽明合病、不下利、但嘔者、葛根加半夏湯主之。

36条　太陽與陽明合病、喘而胸満者、不可下、宜麻黄湯。

172条　陽明與少陽合病、自下利者、與黄芩湯。若嘔者、黄芩加半夏生姜湯主之。

219条　三陽合病、腹満、身重、難以転側、口不仁、面垢、譫語、遺尿。発汗、則譫語。下之、額上生汗、手足逆冷。若自汗出者、白虎湯主之。

256条　陽明少陽合病、必下利、「其脈不負者、為順也。負者、失也。互相剋賊、名為負」脈滑者、有宿食也。当下之、宜大承気湯。

概して32、33、36条の「太陽與陽明合病」、172条の「太陽與少陽合病」、219条の「三陽合病」は経絡理論、256条の「陽明少陽合病」は五行理論に基づく論述が多くみられるが、本論では邪正相闘の概念に基づき256条の「必下利」を論述の焦点とした。

合病の定義

奥田謙蔵氏(3)は、合病について次のごとく述べている。

病の本位〈主病〉は、一途〈一病位〉に在って、其の應徴〈外邪の勢い〉の同時に二途或は三途〈他病位〉に動く〈波及する〉者〈病態〉を合病と謂う。〈　〉補記。

著者は多数の治験を踏まえて、経絡理論、五行理論に基づかない奥田氏の見解に賛同する。この記述を基に正気すなわち抗病能力と外邪と相闘する合病の病態を図示する（図1）。

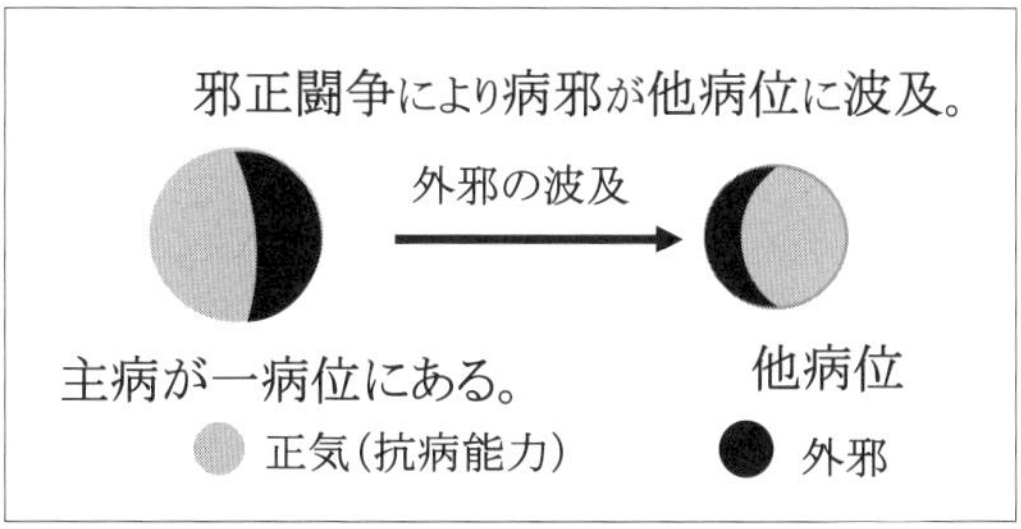

図1　合病（『傷寒論講義』奥田謙蔵より）

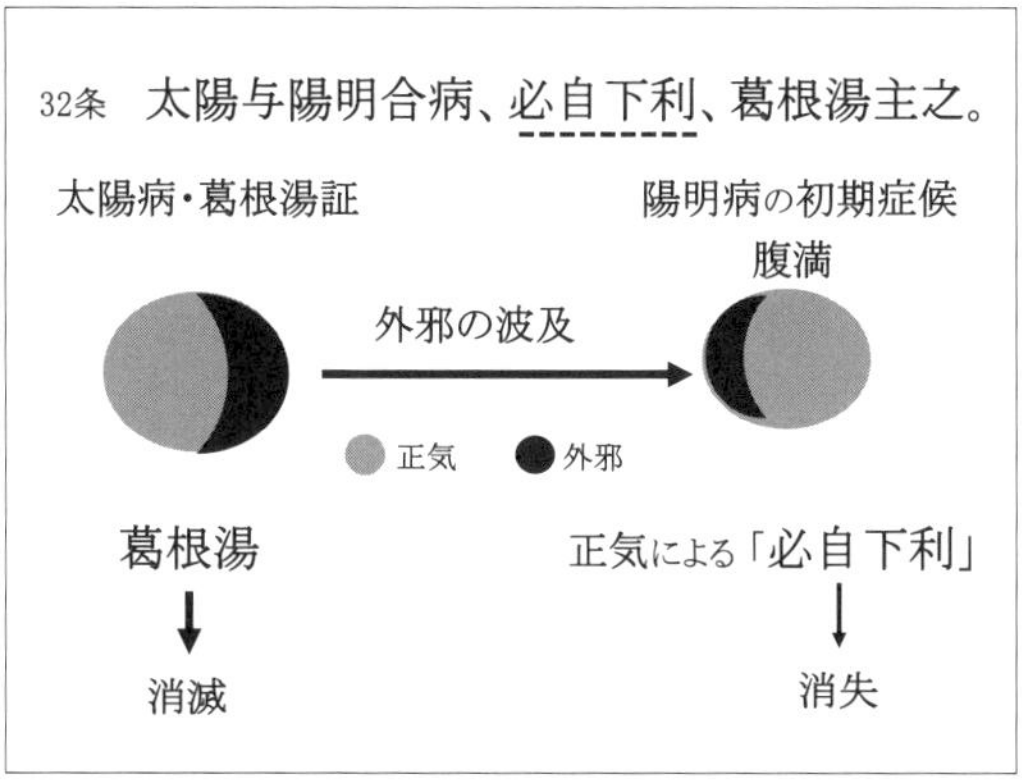

図2　32条の「必自下利」

32条の「必自下利」、172条の「自下利」、256条の「必下利」について

宇津木昆台(4)は、この3つの症候について次のごとく述べている。

葛根湯ニハ、必自ト云、黄芩湯ニハ自ト云、コノ条ニハ必ト云タルハ、……其実ハ必自下利ト云意ナリ、と。

筆者らは、「自下利」の自を自発の自と解釈し、正気の強弱の違いはあるが、

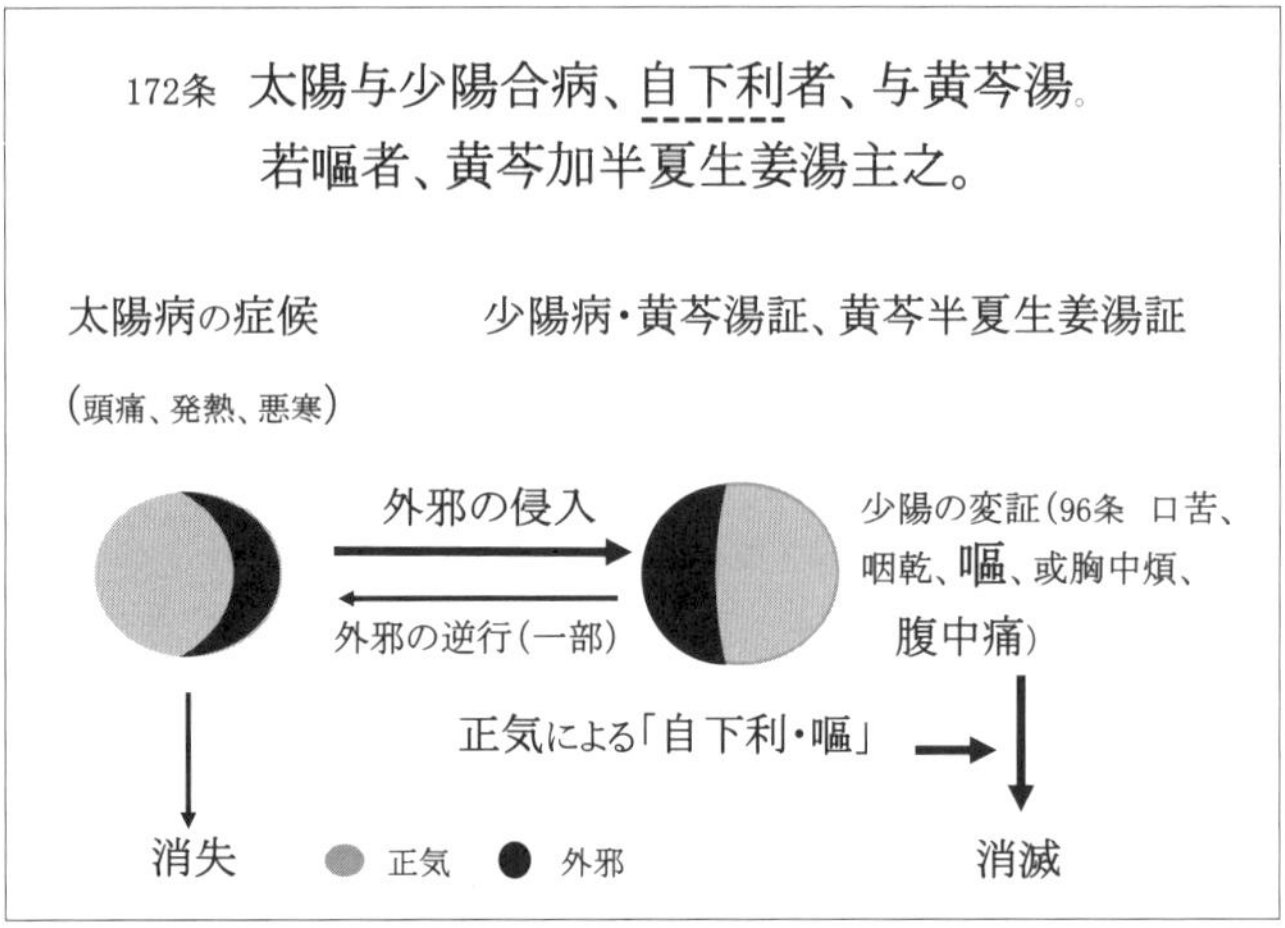
172条　太陽与少陽合病、自下利者、与黄芩湯。
若嘔者、黄芩加半夏生姜湯主之。
太陽病の症候
（頭痛、発熱、悪寒）
少陽病・黄芩湯証、黄芩半夏生姜湯証
外邪の侵入
外邪の逆行（一部）
少陽の変証（96条　口苦、
咽乾、嘔、或胸中煩、
腹中痛）
正気による「自下利・嘔」
消失
正気
外邪
消滅
図3　172条の「自下利」

いずれも身体の防御反応と考え以下の条文を解釈している。

a．32条の「必自下利」

意訳：主証は太陽病の葛根湯証である。邪正相闘が劇しく、外邪の一部が陽明病位に波及するが、正気による「必自下利」により、陽明初期の症候〈腹満〉は消失する。そして脈浮、頭項強痛、悪寒などの太陽の症候は葛根湯により消滅する。「必自下利」の「必」の字は必然、「自」の字は自発を意味し、「必自下利」は証候が適えば、自ら必ず下痢するとの謂である（図2）。

b．172条の「自下利」

意訳：主証は少陽病の黄芩湯、黄芩加半夏生姜湯証である。外邪は太陽病より少陽病に速やかに侵入するが、各証は往来寒熱、胸脇苦満などの症候がいまだ現れていない太陽病に近い少陽病位に在る。侵入した外邪の一部は正気により太陽病位に退けられるが、臨床では太陽病の症状が自覚されることは少ない。その主症状は心下から臍傍に及ぶ腹痛であるが、心下に水滞が在れば「嘔」が現れる。「與黄芩湯」とあるのは黄連湯が適応する場合もあり「主之」ではなく「與」の字が用いられている。「自下利」に「必」の字を欠くのは必発ではないからである。黄芩湯、黄芩加半夏生姜湯証では、外邪は「嘔」による吐瀉、「自下利」による下泄により駆逐されて主証は消滅し、太陽の症候は消失する。この「自下利」も「嘔」も外邪に対する身体の防御反応と考える（図3）。

c．256条の「必下利」

条文中の「　」の字句は五行理論に基づく記述であり論述から除く。

意訳：本病態は、内傷ならば「宿食」に起因する。「宿食」は食滞、食積、食傷を指し、その病態は飲食物の停滞とその不消化に因るものであり、その症候は乾噫食臭：噯腐呑酸、黄膩苔などである。「必下利」について、以下の諸氏は『温疫論』(5)の説く〝熱結傍流〟、あるいはそれに近似し、あるいは類似したものと解説している。すなわち津田玄仙(6)は、大承気湯証の一つとし、平野重成(7)は〝熱結傍流：青色ヲ帯ビテ必ズ臭気アリ〟と説き、小島明(8)は〝熱結傍流ノ証〟、多紀元堅(9)は〝猶是熱結傍流〟、喜多村直寛(10)は〝係熱結傍流〟、森立之(11)は〝如熱結傍流類〟と述べている（図4、表1）。

　先人の意見を踏まえて「陽明少陽合病」と熱結傍流との関わりに論を進める。

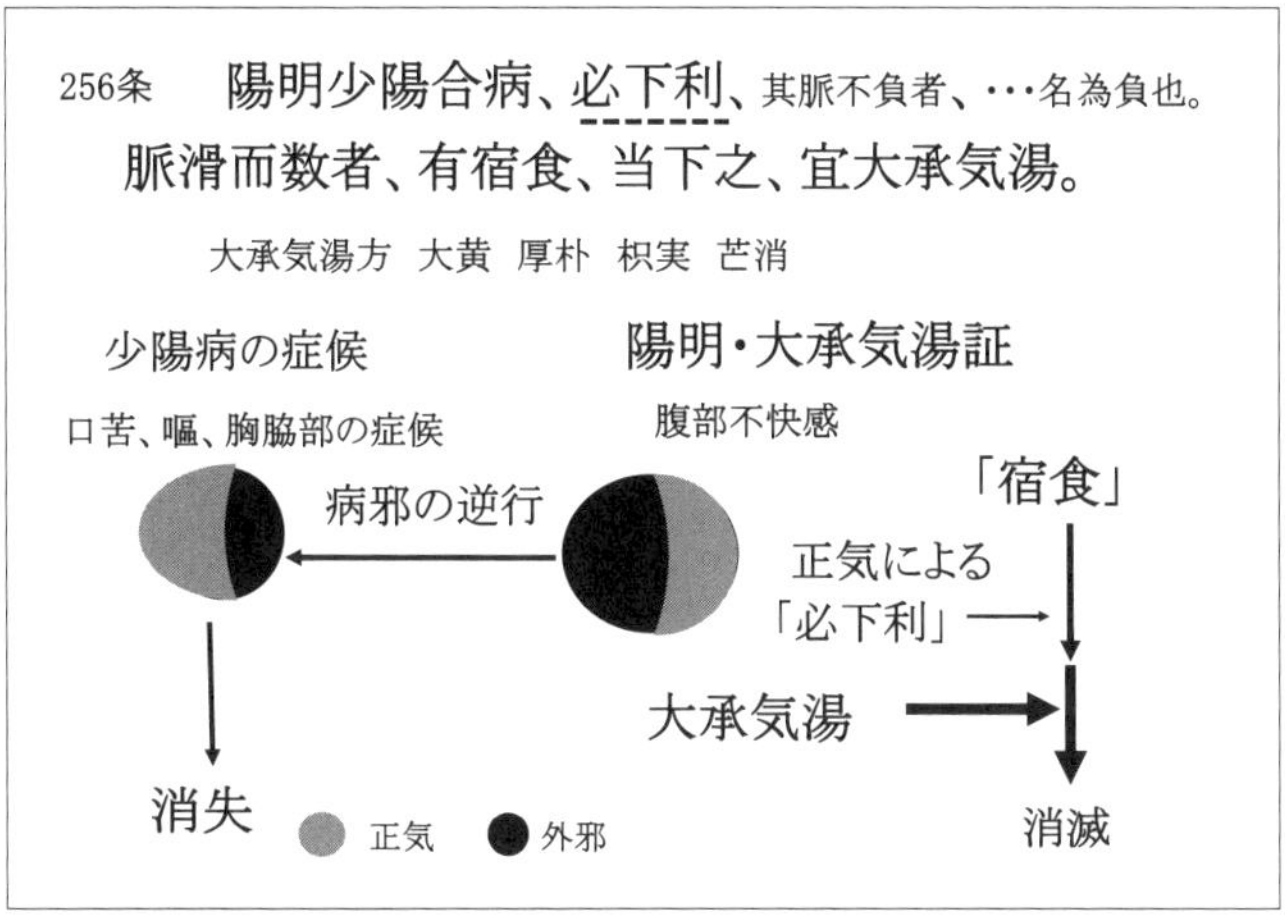

図4　256条の「必下利」

表1　「必下利」について諸氏の解説

津田玄仙：熱結傍流。	『饗庭口訣』
小島明：熱結傍流ノ証。	『聖済発蘊』
平野重成：熱結傍流	『為方絜矩』
多紀元堅：猶是熱結傍流。	『傷寒論述義』
喜多村直寛：係熱結傍流。	『傷寒論疏義』
森立之：如熱結傍流類。	『傷寒論攷注』

熱結傍流とは

i 『温疫論』大便[4]の解説を引用する

熱結傍流者。以胃家実内熱壅閉。先大便秘結。続得下利純臭水。全然無糞。日三四度。或十数度。宜大承気湯。得結糞而利立止。服湯不得結糞。仍下利純臭水并並所進湯薬。因大腸邪勝。失其伝送之職。知邪猶在也。病必不減。宜更下之。

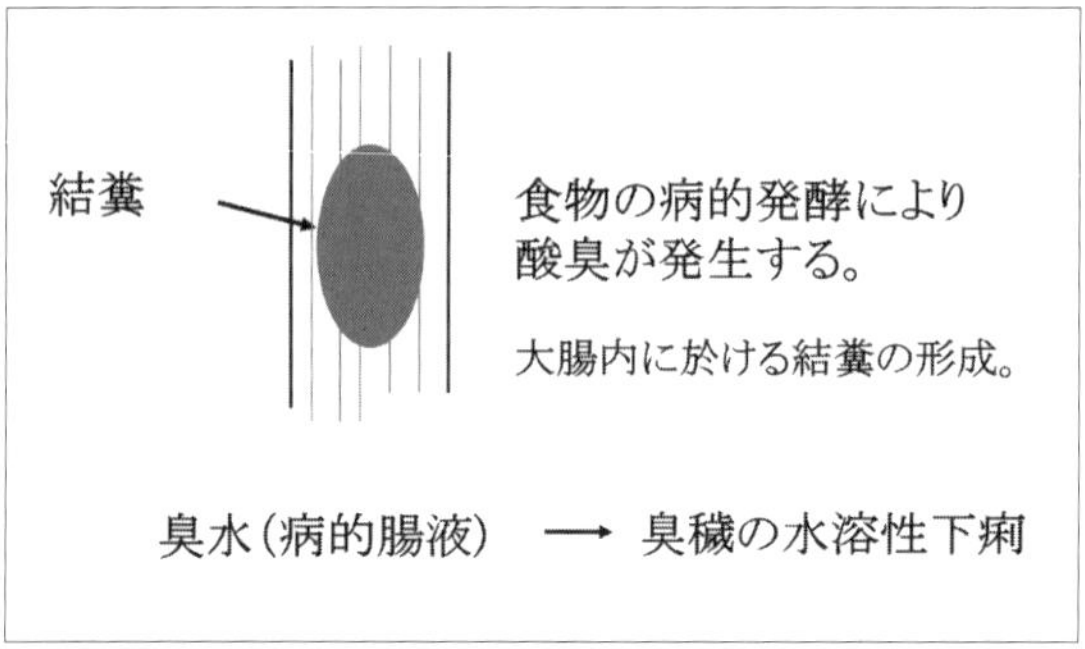

結糞
食物の病的発酵により
酸臭が発生する。
大腸内に於ける結糞の形成。
臭水(病的腸液) ⟶ 臭穢の水溶性下痢

図５　腸管中における結熱傍流

訓訳：熱結傍流とは、胃家実し、内熱壅閉するを以て、先に大便が秘結す。続いて純なる臭水の下利を得るも全く糞無し。日に三四度、或いは十数度になるには、大承気湯に宜し。結糞を得て利は立ち処に止む。湯を服し結糞を得ず、仍純なる臭水を下利するに併せ、また湯薬を進めるは、大腸の邪〈正気に〉勝るにより、その伝送の職を失い、邪猶在るを知るなり。病必ず減ぜず、宜しく更に之を下すべし（図５）。〈　〉補記

意訳：「胃家」とは消化管の総称である。「胃家実」とは腸管内に邪熱が充満し、津液が損傷された病態である。内傷ならば宿食の劇化すなわち飲食物の異常発酵により生じた鬱熱により、小腸での消化吸収は低下し、大腸では正常な便の形成過程はなく、腸管（大腸）内に結糞と汚水（病的腸液）が形成される。先に便秘し、続いて食物残滓を含まない臭穢の汚水が排泄される。当初は汚水のみの流出が日に三、四度、あるいは十数度に及ぶが、大承気湯の服用により結糞も流出され腸機能は速やかに回復する。しかし、服用後も、

糞塊が腸内に残留し、依然として汚水のみの流出が続く場合は、大腸になお残留する邪熱が正気に勝っており、さらなる大承気湯の服用が必要となる。

ii　熱結傍流と「陽明少陽合病」

先人の解説は『傷寒論攷注』[11]を除いて、「陽明少陽合病」の証候として熱結傍流を挙げているが病態を述べていない。

・『傷寒論攷注』の解説

陽明少陽合病とは、胃中の膈下、胸上の膈上、共に邪有るなり。蓋し胃〈腸管〉中の邪実するならば則ち屎は已に燥と成る。然れども胸上の飲邪胃腸に滲入すれば則ち必ず下利す。下利には自ずと虚実二つ等しく有り。其の虚とは、陽明中寒是なり。其の実とは熱結傍流の類の如し。若し其の脈滑而数なるは即ち下利せしめても尚宿食有るなり。当に之を下すべし、大承気湯に宜し、と。だが筆者らは次のごとくと考える。

・筆者らの見解

大承気湯の「必下利」は、葛根湯条の「必自下利」、黄芩湯条の「自下利」と同じく、外邪に対する正気による防御反応と考える。葛根湯証、黄芩湯証はそれぞれ太陽病、少陽病の初期に位し、病の発症後、時を経ずして自から生ずる「下利」により、主たる病変は消滅し、邪勢の一部が波及した他病位の症状は消失するため「自下利」と記述されたものである。「陽明少陽合病」における「必下利」は、陽明病における正気による防御反応であるが、主証の消滅に至らない。別言すれば正気の衰憊より防御能力は低下し、その幇助として大承気湯の瀉下作用を要する。すなわち大承気湯、あるいはその類方の投与は「必下利」に資する。故に「必下利」は、なお病態の改善をめざす証候であり、葛根湯、黄芩湯の「自下利」と同意と考えられる。上述の3つの「下利」が共に身体の防御反応とす

表2　電解質液（腸液）分泌を強力に促進する

電解質液(腸液)分泌を強力に促進する。(副交感神経)

↓ 腸粘膜内の免疫細胞から

ヒスタミン、セロトニン、プロスタグランジンの放出。

↓

腸上皮

電解質液吸収の抑制。電解質液分泌を強力に刺激。

↓

下痢

腸粘膜に於ける炎症では交感神経機能が抑制され、副交感神経機能は亢進し、その結果下痢が起こり腸管腔は浄化される。(防御反応；「必下利」)

る一つの論拠は、現代医学における腸管の生理作用にみられる下痢の概念である。

iii　下痢に関する現代医学の概念

・『腸は考える』[12]

食物と一緒に毒素が入ると、腸はこれに気づいて、腸の壁自身に命じて多量の液体：腸液を分泌し、毒物を体外へ排除してしまう。これが下痢で、生体の防御反応としてきわめて重要なものである。

・『ロバートソン自利神経学』[13]、『コスタンゾ明解生理学』[14]、『標準生理学』[15]

要　約

交感神経の機能は身体を活動へ動員し、副交感神経の機能は身体の回復である。正常な生理状態では両者は協調的な反応を呈する。すなわち副交感神経刺激は腸の電解質液分泌を増加させ交感神経は電解質液吸収を促進する。しかし腸での電解質分泌が異常に亢進し吸収力を凌駕すると下痢になる。……腸への病原微生物の感染、あるいは食中毒の際には、腸での電解質液分泌が亢進し下痢になる。……腸粘膜からの電解質液分泌の異常亢進と腸運動の亢進とが相まって下痢が起こり腸管腔を浄化する。……このような下痢は腸壁神経系の働きによる防御反応とみなすことができる（表2）。

小括

交感神経と副交感神経の相互作用による下痢は身体の防御反応であり、「必下利」する。

次いで「必下利」に関わる熱結傍流に論を再び戻す。

iv 熱結傍流の臭水・結糞に類似する「大便反溏」と「大便溏」

溏便とは鴨の汁便の如き便状であり、症状は熱結傍流にみられる結糞と臭水の排泄に類似している。『医学綱目』(16)は「大便水のごとく、其の中に小結糞ある者」と解説しており123条・調胃承気湯の「大便反溏」と229条・小柴胡湯の「大便溏」との鑑別を要する。

・「大便反溏」

123条　太陽病、過経十余日、心下温温欲吐而胸中痛、大便反溏、腹微満、鬱鬱微煩、先此時自極吐下者、與調胃承気湯。若不爾者、不可與。但欲嘔、胸中痛、微溏者、此非柴胡湯証、以嘔故知極吐下也。調胃承気湯。

訓読：太陽病、過経十余日、心下温温として吐せんと欲し、胸中痛み、大便反って溏し、腹微満し、鬱鬱として微煩す。此時に先だち、自ずから吐下を極むる者は、調胃承気湯を與う。若し爾らざる者は、與うべからず。但だ嘔せんと欲し、胸中痛み、微溏する者は、此れ柴胡証に非ず、嘔するを以ての故に、吐下を極るを知るなり。

意訳：「過経十余日」の「過経」は、12日をもって一区切りする意である。したがって「過経十余日」は大柴胡湯証より陽明の調胃承気湯証にすすむ時期である。「心下温温と吐せんと欲し胸中痛み」は少陽証、「大便反って溏、腹微満し、鬱鬱として微煩す」は陽明証であり、少陽と陽明との二証併存である。「自から吐下を極む」の「自」は自発の意で、薬を服すことなく、自ずと吐下することであり、「極」は〝病む＝苦しむ〟の意である。すなわち「自極吐下」は、「吐下」により邪熱を駆逐する正気の防御反応と考える。大便は硬便であるべきが、「大便反溏」とあり、「反」は正気による下泄作用を示唆し、熱結傍流の類である。したがって「與調胃承気湯」は、「陽明少陽合病」の「必下利」に於ける大承気湯の用法と同意と考える。

・「大便溏」

229条　陽明病、発潮熱、大便溏、小便自可、胸脇満不去者、與小柴胡湯。

『成本』、『玉函経』、『康平本』には「主之」と記載されているが、本論では『宋本』の「與」に従う。

訓読：陽明病、潮熱を発し、大便溏し小便自から可。胸脇満去らざる者は小柴胡湯を與う。

意訳：「陽明病、発潮熱」は、陽明の初期、すでに外邪が侵入しているがいまだ胃実には至っていない病態に在る。「大便溏」ならば小便は減少すべきであるが、「小便自可」とある。これは、正気により病邪が二便により駆逐されるとの謂である。「胸脇満不去」とは、餘熱、餘飲がいまだ膈間にある証候である。「大便溏」と「必下利」とは、病態を異にするが、「大便溏、小便自可」に小柴胡湯を用いるのは、「必下利」の承気湯の用法に類似する。「陽明病、発潮熱」が陽明証とすれば、「胸脇満不去」とあり、陽明と少陽との併病が考えられる。「大便溏、小便自可」を陽明初期の症候とすれば、少陽と陽明との合病であり、「與小柴胡湯」となる。次いで「陽明少陽合病」の「宿食」に論を進める。

235条の「宿食」について

i『諸病源候論』宿食不消候[17]

宿食不消、由臓気虚弱、寒気在於脾胃之間、故使穀不化也。宿穀未消、新穀又入、脾気既弱、故不能摩之、則経宿而不消也。令人腹脹気急、噯気酸臭、時復憎寒、壮熱是也。或頭痛如逆之状。寸口の脈浮大、按之反渋、尺脈亦微渋者、則宿食不消也。

訓読：宿食消えざるは、臓気虚弱に由り、寒気が脾胃之間に在るが故に、穀は化せざらしむなり。宿穀未だ消えざるに、新穀また入るも脾気は既に弱まるが故に之を摩すること能わず。則ち宿を経るに消えざるなり。人をして腹脹、気〈息〉急〈迫〉し、曖気酸臭し、時に復って憎寒〈悪寒〉、壮熱せしむなり。或いは頭痛すること逆〈病〉の状の如く、寸口の脈は浮大、之を按じて反って渋、尺脈は亦微渋なる者、則ち宿食消えざる也。〈 〉補記。

意訳：宿食は、食滞に由る臓気の衰憊により、消化機能は低下し、熱代謝の弱体化をきたし寒が生じる病態である。留滞する食物が不消化であるにもかかわらず、新しい穀物が胃腸に入れば、消化管の機能はさらに衰廃し、穀物の腐敗による病的発酵は劇化し、腹部の虚満、気息の急迫、酸臭のあるゲップなどの症候が現われる。時にまた悪寒発熱し、また瘧病＝マラリヤの如き頭痛が起こることがある。

寸口脈は浮大、按ずると反って渋、尺脈は微渋であるが「微」は微弱ではなく「幽《かすかに》」の意である。「憎寒、壮熱」は病的発酵による熱の伏在を指す。

表3　腹満寒疝宿食病篇　《宿食の脈候》

《宿食の脈候》

寸口浮而大、按之反濇。

軽按；浮、重按；力アリテ大、一段ト重按；反濇。

尺中脈亦微而濇。

濇脈ハ虚脱ニ非ズ、内ニ実スル所ヨリアラワルル濇脈。

脈数而滑者実也。

軽按；数、重按；滑。

『古訓医伝』宇津木昆台

ii 『金匱要略』腹満寒疝宿食病篇

問曰、人病有宿食。何以別之。師曰、寸口脈浮而大、按之反濇。尺中脈亦微而濇。故知有宿食。大承気湯主之。脈数而滑者実也。此有宿食。下之愈。下利不欲食者、以有宿食故也。当下之。宜大承気湯。

訓読：問うて曰く、人病んで宿食あり、何を以て之を別たん。師の曰く、寸口の浮にして、大、之を按じて反って濇、尺中も亦微にして濇、故に宿所あるを知る。大承気湯之を主る。

意訳：大承気湯が適応する宿食の脈候が記述されているが、先人の所説は紛々として理解し難い。『古訓医伝』(18)の解説を礎に意訳する（表3）。

「寸口脈浮而大、按之反濇」は宿食により発生する伏熱により、胃気の順行が阻まれ、穀気が塞がれた病態に現れる脈候である。具体的には、寸口では軽按による浮脈、重按による大きくて力のある脈、ひときわ重い按圧による濇脈が挙げられている。また尺中では発症当初より微渋である。ちなみに微の字義は柴胡桂枝湯条の微悪寒、微嘔の微ではなく、白虎加人参湯条の背微悪寒の微と同じく〝幽〟の意である。この濇脈は、虚脈ではなく、宿食による伏熱がわずかにもれ出る実脈であり、臨床では精診を要する。「陽明少陽合病」の「脈数而滑者實也」は、寸口脈の軽按による数、重按による滑である。滑脈とは脈がなめらかなことで、脈が早くてなめらかであれば宿食があり、大承気湯が適応する。

iii 241条の「宿食」

大下後、六七日不大便、煩不解、腹満痛者、此有燥屎也。所以然者、本有宿食故也。宜大承気湯。

訓読：大いに下して後、六七日、大便せず、煩解せず、腹満痛する者は、此れ燥屎有る也。然る所以の者、もと宿食あるが故なり。大承気湯に宜し。

意訳：「大下後」は誤治ではなく、この証の発症前に宿食が在り、承気湯により下し、下すべき症状は去ったとの意である。六七日にして「不大便、煩」の症状が再び現れたのは、いまだ裏にある伏熱が再び劇化し、壮熱をきたし不大便となり宿食が生じ、燥屎が形成され、「腹満痛者、此有燥屎也」の大承気湯証が現れたのである。

iv その他 「陽明少陽合病」に類似する証候

165条の「下利」と242条の「大便乍難乍易」が挙げられる。

・「下利」

傷寒発熱、汗出不解、心下痞鞕、嘔吐而下利者、大柴胡湯主之。

訓読：傷寒、発熱し、汗出でて解せず、心下痞硬し、嘔吐して下利する者は、大柴胡湯之を主る。

「嘔吐而下利」にて『傷寒論疏義』(19)は次のごとく述べている。

傷寒発熱は、法は当に汗出て解すべしと言う、乃ち之を汗するに解せざるは、蓋し、汗の徹せずには非ず。即ち邪気深く重きなり。遂に裏に伝入し心下痞硬に至る。邪熱裏に伝わり、裏気随って擾れ、上涌し、下泄の勢いを必ず致す所。然るに其の未だ尽きざるとは、裏に入らずの邪、猶半表にあるが故に大柴胡湯を與へ、以て之を双解す。乞い願わくは、邪の泄を得て解すべきと。……案ずるに此の段の下利は乃ち熱利、延陵呉氏の謂う所の熱結傍流、その脈必ず沈実にて力あり、其の腹必ず鞕満し、痛みを為し、……舌上の黄黒燥胎、其れ下焦と為すは疑い無し。

意訳：「傷寒、発熱、汗不解」は太陽証を発汗させたが病は解せず、邪は陽明病に近い少陽病位に侵入したとの意である。したがって太陽の餘証はない。「嘔吐」は少陽証、「下利」は病勢が陽明病位に及んでいる症候である。「心下痞鞕」は心下急の一変証。心下の飲邪は「嘔吐」により吐出され、「下利」により下泄される。大柴胡湯証ならばおおむね便秘である。すなわちこの病態は少陽陽明の合病に水滞を兼ねたものであり、「下利」は身体の防御反応である。この大柴胡湯の用法は「陽明少陽合病」における大承気湯との用法と同意と考えられる。

・「大便乍難乍易」

病人小便不利、大便乍難乍易、時有微熱、喘冒不能臥者、有燥屎也。宜大承気湯

訓読：病人、小便利せず、大便乍ち難く乍ち易く、時に微熱あり、喘冒して臥すること得ざる者は、燥屎あるなり。大承気湯に宜し。

『傷寒論攷注』[20]は次のごとく述べている。

其の証、小便利せず、大便或いは難く或いは易く、時に微熱（伏熱）有り、胃を怫し（胃気をふさぎ）煩悶し、安臥を得ざる者は、是、燥屎が腸中に在り、大便出ると雖も水飲の下流を為すは、殆ど熱結傍流の類と知るなり。故に承気を用い、其の燥屎を下し、則ち亦自ら快通するは陽明少陽の合病、必下利と其の機相同じ。

意訳：「小便不利」は下焦における水気の停滞、「微熱」は裏に伏在する邪熱を指す。「微」は白虎加人参湯条の背微悪寒の微と同意であり、陽明に属す。「喘」は喘急、「冒」は昏冒＝昏迷抑圧、「大便乍難乍易」の「乍」は急の意であり、〝燥屎を急に排泄したかと思うと、たちまち臭水を排泄する〟との謂である。

小　括

大柴胡湯条の「下利」、大承気湯条の「大便溏」は共に外邪による病態にみられる証候であるが、熱結傍流に類似し、臨床では「陽明少陽合病」と混同され易く鑑別を要する。

提示例の検討

症例1・自治験における特記すべき症候は、酸臭の強い放屁と食物残滓が含まれない淡黄色を呈する臭穢の水様便と、便中に浮遊する軟らかな糞塊であった。この症候は、陽病の下痢ではあるが、太陽病には属さず、半夏瀉心湯のごとく腹中雷鳴を伴う泥状便ではなく、小柴胡湯、調胃承気湯の「溏便」と、食物残滓の含まれない臭穢の水様便であり、陽明少陽の合病の「必下利」が考えられた。身体に熱状は覚えず、排泄された大便の性状と日頃の体調を顧みて内傷、すなわち宿食による陽明少陽の合病の「必下利」と診断し、大承気湯エキス製剤の服用により症状は消失した。

症例2は、「譫語狂笑」が現れる高熱（悪熱）が持続し、精神障害が発症する陽明病の極地に在ったと思われる。便臭の記載が無いが、前医は「清水ヲ下利スルコト日ニ数十行」を陰病の寒性下利と誤診し真武湯、あるいは四逆湯類を投与したと思われる。六角重任は「腹満ニシテ按セバ傷ムコト甚シ」を大承気湯証の腹候、「下利臭穢」を陽明の水様性下痢、すなわち「陽明少陽合病、必下利」と診て、「方ヲ作テ連《しきり》ニ進ルコト三剤ニテ利即止」とし、大承気湯の奏効を記述している。

症例3における初期の下痢症状については、大便の性状、便臭の記載はないが脈候、舌候、腹候の記述からみて、著者片倉鶴陵は熱結傍流の近似証候と診断したが、すでに病態は進行し寒証候が混在しており、温脾湯[21]、乾姜円[21]を用いたと推考される。この病態は少陰病篇320～323条文に記述されている大承気湯と四逆湯との併病に類似[22]している。さて「必下利」に大承気湯を投与する眼目は、『聖剤発蘊』[8]が述べている「下利臭穢」である。「必下利」の診断には、**問診で大便の性状のみならず、便臭を問いただすことが必須である。**『温疫論』の述べる「熱結傍流」の臭水・結糞の流出に近似した症状を自治験により始めて認識し、本論を起稿するに至った。この合病における大承気湯の運用は筆者には自治験のみである。津田玄仙[5]は、〝熱結傍流の汚水のごとき水様便は虚証と誤診されやすい〟と述べ、その症候を列挙している。すなわち黒苔・芒刺、腹鞕満痛し小腹に団子あるいは棒のごとき物の〈燥屎〉を触知する、脈沈実、胸膈痞悶などの症候である。飽食の今日では、咀嚼不足に加えて「宿食」に由る消化機能の低下により発症する大承気湯証に注目すべきである。ちなみに256条には「宜大承気湯」とあるが、374条「下利譫語者、有燥屎也。宜小承気湯」との鑑別をも念頭に入れるべきであろう。さらに治験を重ね考察を深めたい。〈 〉補記。

「陽明少陽合病、必下利」の病態

自治験にみられた下痢症状について筆者らの見解を述べるが、私意憶測の誹りを受けるかもしれない。

漢方医学的には、「陽明少陽合病」は先人諸氏の解説のごとく熱結傍流、あるいはそれに近似した証候と思われる。さらに筆者は次のように考える。「必下利」は「宿食」に由る邪熱と残存する正気すなわち身体の抗病能力との相闘による証候である。言葉を換えて言えば、病的腸液といまだ燥屎に至らぬ結糞の排泄、すなわち正気による排泄が不十分であり、必ず大承気湯の幇助が必須となる。現代医学的には、諸文献を渉猟したがこのような病状の記載は未見である。現代生理学的概念を礎に勘案するに、交感神経と副交感神経との不調により、大腸に於ける大便の形成が不十分となり、病的腸液と燥屎に至らない結糞とがS状結腸、肛門部に留滞する。しかし抗病能力により副交感神経が是正に作用し、腸粘膜の電解質液分泌は促進され、肛門括約筋は弛緩され水様性下痢すなわち「必下利」が起こると推考される。

結論

・合病を邪正相闘との概念に基づき認識し、「陽明少陽合病、必下利」の病態を、『温疫論』の説く「熱結傍流」の概念を礎に考察した。

・「陽明少陽合病」は、病邪の一部は少陽に逆行されるが、正気による「必下利」と大承気湯の投与により消滅し、少陽の病変は自ずから消失する。すなわち大承気湯は「必下利」に資する、別言すれば陽明病位の正気を幇助する。したがって「必下利」は葛根湯の「必自下利」、黄芩湯の「自下利」と同様に身体の防御反応と考える。

・〝熱利〟である「必下利」は、「宿食」に由る邪熱と残存する正気すなわち抗病能力との相闘における証候である。したがって「陽明少陽合病、必下利」は熱結傍流に近似する病態と考える。

・「必下利」は大柴胡湯の「下利」、小柴胡湯の「大便溏」と調胃承気湯の「反大便溏」との鑑別を要する。

付　記

本論に用いた条文は、『傷寒雑病論』（三訂版）日本漢方協会学術部 編、東洋学術出版、２０００に拠った。

謝　辞

片倉鶴陵の症例をご紹介いただいた安井廣迪氏に深謝いたします。

利益相反（ＣＯＩ）に関して開示すべきものはない。

引用文献

（1）六角重任：古方便覧　日本漢方名医処方解説　古方系1、オリエント出版、大阪、Ｐ462～463、１９３９
（2）片倉鶴陵：静倹堂治験　近世漢方医学書集成81、名著出版、東京、Ｐ309、１９８２
（3）奥田謙蔵：傷寒論梗概、東京漢方醫學會、東京、Ｐ55、１９５４
（4）宇津木昆台：古訓医伝（２）　近世漢方医学書集成25、名著出版、東京、Ｐ674、１９８０
（5）呉又可 原著、鄭重光 補注：温疫論補証、新文豊出版、台北、Ｐ26、１９８１
（6）津田玄仙：日本漢方名医処方集８　折衷系3、オリエント出版、大阪、Ｐ180、１９８９
（7）平野重成：為方絜矩、燎原書店、東京、Ｐ282、１９７５
（8）小島明：聖剤発蘊、春陽堂書店、東京、Ｐ136～138、１９７４
（9）多紀元堅：傷寒論述義　近世漢方医学書集成110、名著出版、東京、Ｐ91、１９８３

(10) 喜多村直寛：傷寒論疏義（２）近世漢方医学書集成89、名著出版、東京、Ｐ340、１９８１
(11) 森立之：傷寒論攷注（下）、学苑出版、北京、Ｐ23、２００１
(12) 藤田恒夫：腸は考える、岩波新書191、岩波書店、東京、Ｐ４～５、１９９１
(13) ロバートソン：自律神経学　原著第３版、（監訳 髙橋昭、野間忠明・編集 岩瀬敏、長谷川康博、菅屋潤壹）、エルゼビア・ジャパン、東京、Ｐ167、２０１５
(14) Linda S. Costanzo：コンスタンゾ明解生理学（監訳 岡田忠、菅屋潤壹）、エルゼビア・ジャパン、東京、Ｐ47～53、２００７
(15) 監修 本郷利憲、廣重 力、豊田順一、編集 小沢瀞司、福田康一郎、本間研一、他：標準生理学 第６版、医学書院、東京、Ｐ706、730、２００５
(16) 楼英、越燕宜、干燕莉 校注：臨床経験名著 医学綱目 巻之二十三、中国医薬技出版社、北京、Ｐ509、２０１１
(17) 巣元方：宋版 巣氏諸病源候論 不食不消候、東洋医学善本7、東洋医学研究会、台中、Ｐ113、１９８１
(18) 宇津木昆台：古訓医伝（３）近世漢方医学書集成26、名著出版、東京、Ｐ645～647、１９８０
(19) 喜多村直寛：傷寒論疏義（２）近世漢方医学書集成89、名著出版、東京、Ｐ125～126、１９８１
(20) 森立之：傷寒論攷注（上）、学苑出版、北京、Ｐ762、２００１
(21) 許叔微：普済本事方 和刻漢籍医書集成・第二輯、エンタプライズ、東京、Ｐ43～44、１９８８
(22) 福田佳弘：大・小承気湯合四逆湯類、白通湯加減の高齢者の便秘、下痢への運用、漢方の臨床、67（７）、689～705、２０２０

大承気湯条の「陽明少陽合病、必下利」を考える

Study of Essential Diarrhea belonging to Gobyo (Yang Brightness Disease will affect to Lesser Yang Disease) in Dai−joki-to's line

○ [1)]Yoshihiro FUKUDA, [2)]Mizuki Kobayashi, [3)]Yusuke FUKUYASU

[1)] Fukuta Orthopedic Clinic, 152 Zaimokucho, Tottori 680-0021, Japan

[2)] Shinjuku Turukame Clinic, 2-11-15 Yoyogi, Shibuya-ku, Tokyo 151-0053, Japan

[3)] Okayama Memorial Hospital, 7-22 Seikihonmachi, Kita-ku, Okayama 700-0862, Japan

Abstract

We consider the pathogenesis of Gobyo on the base of the concept of the stru ggle between pathogenic qi and healthy qi. Most important texts of diarrhea belonging to Gobyo are Kakkon-to's line which mentioned the essentially spontaneous diarrhea,Ogon-to's line which mentioned the spontaneous diarrhea,and Dai−joki-to's line with the essential diarrhea. These three symptoms are all bodily defensive reactions. In this article, we mainly studied about the Gobyo which the yang brightness disease will affect to the lesser yang disease.

The key points of the analysis of the pathogenesis are the "Syukusyoku"(prolonged retention of food in the digestive system) and the "Diarrhea which certainly occurs".

This diarrhea approximates to the "Netsuketuboryu" (stagnation of the patho genic heat in the bowels with watery feces) advocated in the Uneki-ron. The symptoms are the excretion of the bad smelling water (pathogenic bowel liquid) and the solid feces.

We think the solid feces are not hard and different from "Soshi"(dry feces). The bad smelling water and the solid feces are removed by the healthy qi (bodily self-defencive
reaction) and Major Rhubarb Combination (Dai-joki-to) can promote this reaction effectively.

Key Words : Gobyo which the yang brightness disease will affect to the lesser yang disease, the essentially spontaneous diarrhea, the spontaneous diarrhea, the essential diarrhea, Netsuketuboryu

当帰生姜羊肉湯の病態考察

緒言

当帰生姜羊肉湯は、烏頭煎と烏頭桂枝湯の間に記述されている寒疝の主薬方の一つである。治験例を礎にその病態の一端を考察する。

I 『金匱要略』にみられる条文

腹満寒疝宿食病篇

寒疝、腹中痛及脇痛裏急者、当帰生姜羊肉湯主之。

当帰三両　生姜五両　羊肉一斤

若寒多者、加生姜成一斤。痛多而嘔者、加橘皮二両、白朮一両

婦人産後病篇

産後腹中㽲痛、当帰生姜羊肉湯主之。并治腹中寒疝、虚労不足、当帰生姜羊肉湯主之。

「寒疝」は、寒冷にあったり、冷い食べものを食べ、寒気（陰気）が体内に侵入し、気血の循環が阻まれ、腹中が拘攣し四肢の冷え、臍部痛、冷汗、悪寒などをきたす証候である。「腹中㽲痛」は腹底の劇痛を指し、「及脇痛裏急」は腹底から脇、仙骨部、会陰に及ぶ痛みである。「虚労不足」とは、先天的体質の虚弱、あるいは後天的に心身の衰

弱による五臓の諸虚不足により生ずる疾病の総称である。

Ⅱ 治験例

【症例1】 女性、主婦、66歳

【主　訴】 上腹部痛

【既往歴】 経産2回。特記すべき疾患はない。閉経51歳

【現病歴】 X年9月下旬、上腹部に鈍痛を覚え次第に腹部全体に痛みを感じ、発症3日後に来院。

【来院時所見】

自覚症状：上腹部冷感（＋）。全身倦怠（♯）。易疲労（♯）。四肢の冷感（−）。上腹部痛（♯）。下腹部が重く腰が抜けるような痛みと下腹部に陣痛のような痛み（♯）。食欲不振（＋）。

大便：1回／日、普通便。**小便：**5～6回／日、夜間排尿無し。

【他覚所見】 身長161㎝、体重52㎏、ＢＭＩ20、血圧110／63㎜Hg、心拍数72／分。疲労困憊の様子。顔面蒼白でやや貧血傾向が認められた。**脈候：**沈弱やや弦。**舌候：**淡紅、中央に薄い白湿苔。舌下静脈の萎縮（＋）。**腹候：**腹部は全体に軟弱。腹力2／5。下腹部に比し心窩部の冷え（＋）。両側腹直筋の緊張（−）。中脘の指頭按圧により、腹底から両脇腹、肛門部に激痛が放散した。肝系・章門穴の按圧痛（＋）。

【治療経過】 治療の初日：当帰生姜羊肉湯を投与。翌朝の電話による経過報告：服用3時間後には腹痛は軽くなり、夕食の準備ができた。第2診（服用4日後）：腹痛は消失し、調中益気湯に転方した。第3診（服用7日後）：経過良好により廃薬した。

当帰生姜羊肉湯：当帰6ｇ、生姜15ｇ、羊肉（冷凍マトン）15ｇ

【症例2】 女性、主婦、67歳
【主　訴】 上腹部痛
【既往歴】 幼少時は病弱。気管支喘息。経産1回。閉経50歳
【現病歴】 頸椎症性眩暈（椎間脳底動脈循環不全）により、桂姜棗草黄辛附湯加竜骨牡蛎を服用し経過は良好であった。X年1月某日、早朝より上腹部に痛みを覚え、次第に症状が悪化して来院。
【来院時所見】
　自覚症状：易疲労（+）。下腹部の冷感（+）。心下部を中心とした鈍痛（+）。口乾・口苦（+）。悪心嘔吐（−）。小便不利（+）、やや便秘傾向。食欲不振。四肢の冷感（−）。浅眠。
【他覚所見】 身長152cm、体重53kg、BMI19・6、血圧136／76mmHg、心拍数73／分。脈候：沈弱やや弦。舌候：淡紅、弥漫性のやや乾性薄白苔。舌下静脈の萎縮（+）。腹候：腹力は中等度より弱。心下痞硬（+）。中脘の指頭按圧により劇痛が腹底より両脇腹、仙骨部の辺りまで及んだ。臍上悸（+）。両側腹筋の緊張（±）。膻中、鳩尾、水分の各経穴に按圧痛（+）。両季肋部に按圧による不快感（+）。
【治療経過】 柴胡桂枝乾姜湯証と当帰生姜羊肉湯証の併存と診断。治療は先内後外の治法により先に当帰生姜羊肉湯加芍薬を投与。服用後、漸次症状は軽快し、発症7日後には腹痛は消失、柴胡桂枝乾姜湯に転方し、以後は漸次症状は軽快した。
　当帰生姜羊肉湯：薬量は症例1と同じ。白芍4gを加味。
　柴胡桂枝乾姜湯：柴胡6g、桂枝3g、栝呂根3g、黄芩3g、牡蛎3g、乾姜2g、甘草炙2g

【症例8】 女性、大学生、22歳
【主　訴】 月経痛
【既往歴】 3年来、気管支喘息（吸入剤を服用中）、アトピー性皮膚炎により某大学病院・呼吸器科、皮膚科を受診中である。
【現病歴】 初潮13歳。約2年前より、月経不順となり、月経2週間前より情緒が不安定となっていた。月経痛は著しく鎮痛剤を服用し、経血塊（拇指頭大の血塊が数個）を認めていた。月経期間約7日間。当院で桂枝茯苓丸合当帰芍薬散丸を投与中であった。
【来院時所見】
自覚症状：易疲労（＋）。頭痛、頭帽感（＋）、口乾（＋）、食欲：普通。
排便：1回／日。**小便**：5〜6回／日、夜間なし。睡眠良好。
【他覚所見】 身長162㎝、体重54㎏、BMI20・8、血圧120／73㎜Hg、心拍数65／分。顔面色調：普通。側頸部に発汗傾向（＋）。**脈候**：やや弦、時に緊。**舌候**：やや淡紅舌。中央部にやや厚い白湿苔。舌下静脈：怒張。**腹候**：腹力3／5、臚中・鳩尾・水分穴、両側季肋部の按圧痛（＋）、腹直筋の異常緊張（－）、左臍下部按圧痛（＋）。中脘部の指頭按圧により、右脇腹、仙骨部・会陰部に劇痛が走った。
【治療経過】 平素、桂枝茯苓丸と当帰芍薬散との合剤を継続服用とし、月経中は当帰生姜羊肉湯のみとした。治療開始して3カ月後、症状は漸次好転し、月経前の情緒不安はなくなり、月経時の腹痛は軽く出血量は少なく、鎮痛剤を用いていない。
　桂枝茯苓丸合当帰芍薬散丸（自家製）：当帰0.6g、芍薬2.0g、茯苓0.8g、白朮0.8g、沢瀉1.2g、川芎0.6g、桂皮0.8g、牡丹皮0.8g、桃仁0.8g

当帰生姜羊肉湯：症例1と同量。

Ⅲ　先人の報告例

i　**藤平健氏の治験**(1)　**要約**

【症　例】 51歳、主婦

【主　訴】 腹部の不快感と疼痛

【既往歴】 記載なし。

【現病歴】 X年9月、腹部に表現し難い苦しさ、脇部から下腹部まで腹部全般に及ぶ軽い痛みが5カ月前から漸次憎悪し某大学病院、各所の病院、診療所を受診した。検査結果は異常無く、精神安定剤その他を投与されたが、寸効もみられなかった。食欲も日々無くなり痩せ、希死念慮を抱くようになった。

【来院時所見】

自覚症状：全身の倦怠感（卅）。口苦口粘（卄）。小便普通。ときに下痢する。腹部全般にわたる不快感、軽度～中等度の腹痛、腹部全体に冷えが触知されるが、腸の蠕動亢進、腹鳴はない。

【他覚所見】 顔面蒼白。下眼瞼裏の貧血著明。舌には軽度の白苔、脈は沈・やや弱。腹はやや舟底状を呈し、腹力は軟弱。腹筋の緊張（－）。心下、右肋骨弓下に抵抗と圧痛（＋）。臍上悸（＋）、臍傍、S状結腸部、回盲部に軽度の圧痛と放散痛（＋）。臍下不仁（＋）。

【経　過】 柴胡桂枝乾姜湯（a）、当帰生姜羊肉湯（b）、桂枝加竜骨牡蛎湯（c）の三薬方証の併存と診て、a、bを煎剤としてaを午前、bを午後の服用とし、cはエキス剤とし就眠時の服用とした。

【結　果】 2カ月後、正常状態に復帰した。

表1　当帰生姜羊肉湯による治験例

		性別	年齢	投与期間	主訴	効果	
1	U.M.	女	66	4日	腹痛	著効	
2	T.A.	女	67	7日	腹痛	著効	
3	I.S.	女	72	7日	腹痛	著効	
4	U.K.	女	69	2週	腹痛	無効	大建中湯合四逆湯
5	M.R.	女	28	3週	腹痛	有効	子宮ポリープ摘出後 当帰芍薬散丸併用
6	O.H.	女	52	30週	腹痛	有効	当帰芍薬散丸併用
7	S.A.	女	45	32週	腹痛	有効	当帰芍薬散丸併用
8	N.S.	女	22	52週 （服用中）	月経痛	有効	

症例5、7、8は月経中のみ服用した。
著効：1週間以内に症状の消失。

ii　荒木性次の治験[2]

【症例1】　一少女15～16歳。平常面色白く弱き者、一日腹痛を発し、小建中湯、当芍散、柴胡桂枝湯、その他を与へて癒えざりしに、本方を用ひ落着きたる事あり。

【症例2】　或る年夏のことなり。高校三年の女学生、音声しわがれ且つ永く続かず、音楽学校に入学せんと欲するに甚だ不都合なりと云、面色薄く冬季は殊に手足冷えること氷の如く時に腹痛ありと云に、当帰生姜羊肉湯を与へ一カ月程連服して、その後入学せしものあり。

Ⅳ　治験例の検討

i　各症例のまとめ（表1）

本方の治験はすべて女性であり、月経の有る者3例、閉経の者5例であった。主訴は症例8の月経痛を除いてすべて腹痛であった。効果は、服用1週間以内に症状の消失がみられた著効例は3例、服用2～3週間で症状の寛解がみられたものが2例、30～32週間が1例であった。症例8は治療開始して52週間になるが、経過は良好であり、かつて月経中に服用していた鎮痛剤は必要としていない。無効の症例4は大建中湯合四逆湯に転方し症状の消失がみられた。症例5、6、7は当帰芍薬散丸（自家製）を併用した。

ii　本方条の「腹中㽲痛」と「腹中痛及脇痛裏急」

中脘の辺りの指頭按圧により、右あるいは左脇腹と仙骨部、会陰部に至る痛みが全例に触知された。ことに著効3例では、共に陣痛のごとき疼痛と訴えた。腹中㽲痛、腹中痛及脇痛裏急は出産時の反復性疼痛に近似した疼痛と思われ、本方証の診断に必須の証候である。症例4〜7にみられた腹痛は、脇腹、下腹部に及ぶ疼痛であったが触診を厭う程でなく、より軽度であった。

V　当帰生姜羊肉湯の病態

本方は『金匱要略』腹満寒疝宿食病篇に、寒疝を治する薬方として、烏頭煎と烏頭桂枝湯の間に記載されているが、本方には烏頭、附子は含まれていない。それ故に病態は烏頭煎、烏頭桂枝湯と本方とは基本的に異なる。烏頭煎は裏寒の治を、烏頭煎と桂枝湯との合服である烏頭桂枝湯は裏寒と桂枝湯証の并治を目的とし、『傷寒論』91条の桂枝湯、四逆湯による表裏の急治に近似した病態である。当帰、生姜、羊肉で構成されている本方は、烏頭を君薬とする烏頭煎、烏頭湯、烏頭桂枝湯などの裏寒を目的としたものではなく、気血の不調和により引き起こされた寒疝の治を目的としたものである。治験例はわずか8例であるが、各症例に認められた証候を検討する。

1　治験例にみられた各証候

a．脈候は、おおむね「弱」「弦」の傾向を帯びた脈状であり、烏頭煎条の「脈沈緊」は認められなかった。

b．烏頭煎条の冒頭には「腹痛」、次いで「繞臍痛」、さらに劇痛による冷汗である「白汗出」「手足厥冷」と続く。

烏頭桂枝湯条には、「腹中痛、逆冷、手足不仁」と記載されている。本方条には「腹中痛、及脇痛裏急」のみで、「手足逆冷」はない。治験例の愁訴には臍部痛、四肢の冷感は無く、「白汗出」は認められなかった。しかし腹部の冷えが藤平氏の治験例と同じく触知された。烏頭桂枝湯条と本条に記載されている「腹中痛」の「中」は深部、すなわち腹底を指しているが、本条の「及脇痛裏急」は、中脘の按圧による脇腹、下腹部に及ぶ陣痛のごとき痛みと考えられる。

2 先人の解釈

尤在涇(3)は、此は寒多くして血虚の者を治する法。血虚すれば則ち脈は栄せず、寒多きは則ち脈は絀急、故に腹脇は痛みて裏は急なり、と。『医宗金鑑』(4)は、胸痛絀急の下に当に上条（烏頭煎）の脈沈緊の四字あるべし、といい、また、寒疝にて腹中は痛み、脇痛は裏急に及び、脈の沈緊、之を臍を繞って苦痛するに較べる時は軽し。且つ悪寒汗出で手足厥冷なき故に、烏頭煎の大温大散を用いずして当帰生姜羊肉湯を用いる、と述べている。浅田栗園(5)は、この条、寒疝の軽きもの、故に臍を繞りて痛まず、但だ腹脇は痛む。是れ、寒邪は腹脇の間に散漫するなり。裏急は即ち腹裏拘急を謂う。外台の腹中痛み、脇痛を引《まね》き、腹裏急なるに及ぶは以て見るべきなり。蓋し胸腹痛を作すは、血虚に因り寒が之を侵すなり。治するに当帰生姜羊肉湯を以てするは即ち精の不足、之を補うに味を以ての義なり、と解説している。

味：経験によって得る、の意。

3 筆者の見解

先人の治験例には「顔面蒼白」、「面色白」「面色薄」との記述があるが、治験例では顔面蒼白は症例1のみ、淡白舌、淡紅舌、舌下静脈の望診不能、萎縮などの血虚所見が認められたものは症例1、2のみであった。本方の基礎病態は血虚であると先人は説明している。治験例が少なく明言し難いが、本方の病態は、もともと瘀血に由来する血虚、すなわち瘀血部より離れた部位に生ずる血虚が基礎病態と考えられる。

4　構成生薬の薬能

羊肉について、『名医別録』は「大熱、無毒、……補中益気」と説き、李果は、『本草綱目』より引用し「補血虚」と説明している。当帰は、『名医別録』に「主温中、止痛」と記述され、『古訓医伝』(6)は「血中の気薬」と述べている。また中医薬学高級叢書『金匱要略』(7)は、生姜は散寒を主とし、ことに当帰、羊肉を佐け血中の凝寒を散ずる、と説明している。

表2　当帰生姜羊肉湯の病態

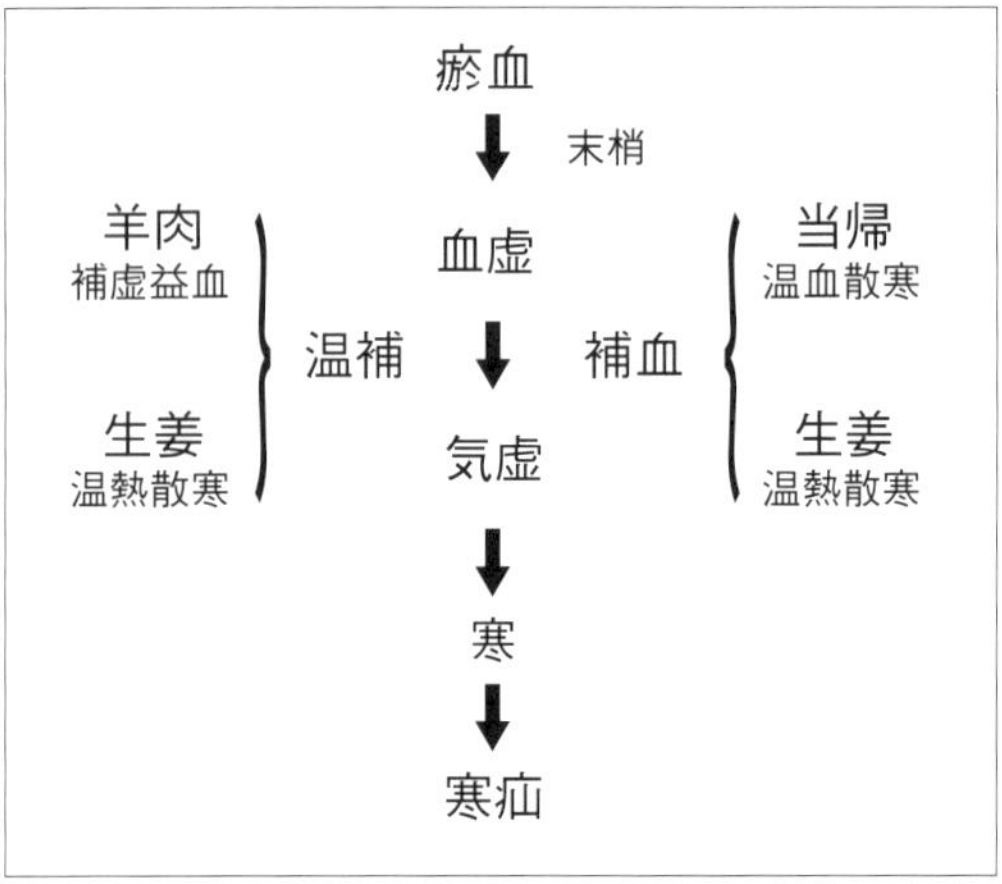
瘀血
末梢
血虚
気虚
寒
寒疝
羊肉
補虚益血
生姜
温熱散寒
温補
補血
当帰
温血散寒
生姜
温熱散寒

5　本方の病態

本方の病態は血虚により気虚が併発し、それによる寒が留滞し寒疝となると考えられる。簡要を得た黄樹曹の解説(8)を紹介する。

本方証は気血両虚に因るものである。（表2）寒邪が虚に乗じて血分に逼迫する陰寒の内結ではない。羊肉の性は熱。能く中を緩め腹中痛、脇痛、裏急に対応する。効能は、補虚祛寒である。寒は気血の虚によるものであり正気を養うを第一義とし、寒を去るを次ぎとする。

Ⅵ　鑑別すべき薬方

筆者らが本方の運用に参考にしている『古訓医伝』の要旨[9]を引用する。

前ノ烏頭湯ニ比スレバ、痛少シク緩ナリ、中ノ字ニ、ヨク心ヲ付テ見ルベシ。コノ痛ハ……多クハ右ノ脇ニアリ、左ニアル者ハ、柴胡芍薬湯ノ症ナリ。右ノミ在テ呼吸ニ碍ル者ハ当帰芍薬湯ノ証ナリ、中ニ在テ脇ヘモ痛ノ及フ者ハコノ湯ノ証ナリ、裏急スル時ハ、全く小建中湯ノ証ノ、底腹ニテ引パリテ痛ム者ト同ジ、コレ寒疝ヨリ、前ノ如ク臍ヲ繞テ痛ムコトナク、手足厥冷、自汗出マデニモ及バズ、中略、羊肉手ニ入リ難ク、……当帰建中湯ヲ換用テコレ沾数十人ヲ治シタリ。

柴胡芍薬湯：出典不明。

当帰芍薬湯・当帰芍薬散：金匱・婦人妊娠病篇　婦人懐妊、腹中㽲痛、当帰芍薬散主之。

Ⅶ　結　語

当帰生姜羊肉湯の適合する証候は、身体的あるいは精神的疲労により発症する。その病態は、気血の不調和と衰退、すなわち血虚より気虚に陥り、寒が生じ寒疝となる。中脘部の深部痛である「腹中痛」は、指頭按圧により、陣痛のごとき痙攣痛が腹底より脇腹、仙骨部・肛門の辺りまで放散痛する証候である。

参考文献

（1）藤平健：当帰生姜羊肉湯による寒疝の治験、藤門医林・第5号、藤門会、P58～59、1991

（2）荒木性次：新古方薬嚢・下巻、方術信和会、P620、1975

（3）尤在涇：金匱心典・巻中、旋風出版、P9、1974

（4）呉謙ほか：訂正金匱要略・上巻　御纂医宗金鑑、宏業書局、P484、1982
（5）浅田宗伯：雑病論識、浅田宗伯選集・第5集、P339、谷口書店、1989
（6）宇津木昆台：薬能方法弁　古訓医伝（5）近世漢方医学書集成、名著出版、P371、1980
（7）陳紀藩主編：中医薬学高級叢書『金匱要略』、人民衛生出版、P325、2006
（8）黄樹曹：文献（7）より引用、P325
（9）宇津木昆台：古訓医伝（3）近世漢方医学書集成26、名著出版、P635〜636、1980

白虎湯、白虎加人参湯証における鬱熱の考察

白虎湯合小柴胡湯、白虎加人参湯による三陽合病の治験を礎に

はじめに

三陽合病の治方は白虎湯であるが、小柴胡湯が適応する病態もあると宇津木昆台、多紀元堅が説いている。恩師藤平健先生の自治験では、白虎湯合小柴胡湯の服用により病状の劇化がみられたが、白虎加人参湯への転方により諸症状が回復した。筆者の治験例では、この合方が適応し快方に向かった。先人の治験を加えて、この合方の適否を攷究するとともに、白虎湯類の鬱熱を深く認識すべく論を始める。

I　治験例の提示

症例A　恩師藤平健先生の自治験(1)

白虎湯合小柴胡湯の誤服による壊病が白虎加人参湯により治癒に至った自治験である。

〈要約〉　夏かぜに罹患し、項部の凝りと共に発熱し葛根湯を服用すること3日間、服用するたびに下熱するが再発を繰り返していた。第4病日、発熱40～41℃、頭が重く、項部痛をきたし、食欲がなく、身体の前面の顔、躯幹、四肢に熱感があり、汗がダラダラと流れるが、後面の背中から足まで氷に浸かったような寒さを覚え、厚い白苔、心下痞硬、胸脇苦満が認められた。先生自ら三陽合病の白虎加人参湯証ではと診たが、病状を心配して駆けつけた

友人達の診断に従い白虎湯合小柴胡湯を服用した。服用後、胸部が苦しくなり、ドキドキと動悸し、夜安眠が得られず、汗が絶えず出て、背中に寒気を感じた。翌朝、恩師奥田謙蔵氏の診断を受け白虎加人参湯を服用した。その後、間もなく汗は止まり、動悸も背部の悪寒も消失し、その翌朝には正常に服した。

症例B　筆者らの治験

白虎湯合小柴胡湯により症状の回復がみられた熱中症の症例である。

【症　例】男性、農夫、70歳

【主　訴】繰り返す発熱、全身倦怠

【既往歴】肝機能障害（30歳）、当院で腰痛症を治療中である。

【現病歴】X年8月13日、午後2時ごろ、田圃で仕事中、意識朦朧となり某大病院に担送された。熱中症と診断され、応急処置を受け症状の寛解後、夕刻に帰宅した。21時発熱38℃。筋肉痛（++）、皮膚の異常感覚：ぴりぴり感（+）・蟻走感（++）があり、カロナール（500）1錠を服用した。その夜はうとうとして翌朝を迎えた。7時発熱37℃、18時39℃。全身倦怠感（+++）。カロナール（500）錠を1錠あて朝夕服用した。発汗（+）、排便（−）、排尿5～6回／日中（濃縮尿）、夜間尿（−）。その後3日間は同様の症状が持続し、日々某大病院を受診し点滴静注を受けていた。

【来院時所見】発症5日後、9時

自覚症状：全身にわたる熱感（++）、全身倦怠（+++）。起居動作時の身体動揺感（+）、腹満（±）、四肢の筋肉痛・関節痛（±）、背部の微悪寒（±）・時時冷汗（+）、皮膚の異常感覚（++）、さらに全身に時時軽度の発汗と悪風（+）、心窩部の不快感（++）などであった。食欲は全くなく、口苦・口粘が著しく口舌の乾燥、口渇を訴えていたが常

に飲水を欲するほどではなかった。前日の排尿：6～8回／日中、1回／夜間、排便：有形便～泥状便、1～2回／日中であった。

【他覚所見】 身長168cm、体重60kg、BMI21・4、血圧145／80mmHg、体温38℃、脈拍80／分。周身にわたって熱状があり、ことに手掌、指爪にも熱感があり、躯幹にはやや潤いが触知されるほどの発汗が認められた。四肢の諸関節の腫脹（±）・運動痛（±）。**脈候**：沈弦、時に遅。**舌候**：紅舌。舌背はすべて霜柱の立つような乾性の厚白苔により被覆され、舌根に厚い微黄膩苔（**写真1**）が認められ、舌下静脈は萎縮し望見が困難であった。**腹候**：腹力は中程度。胸膈・胸脇部の按圧痛（卄）、腹直筋の緊張は左右共（卄）、肝系の期門・章門穴の按圧痛

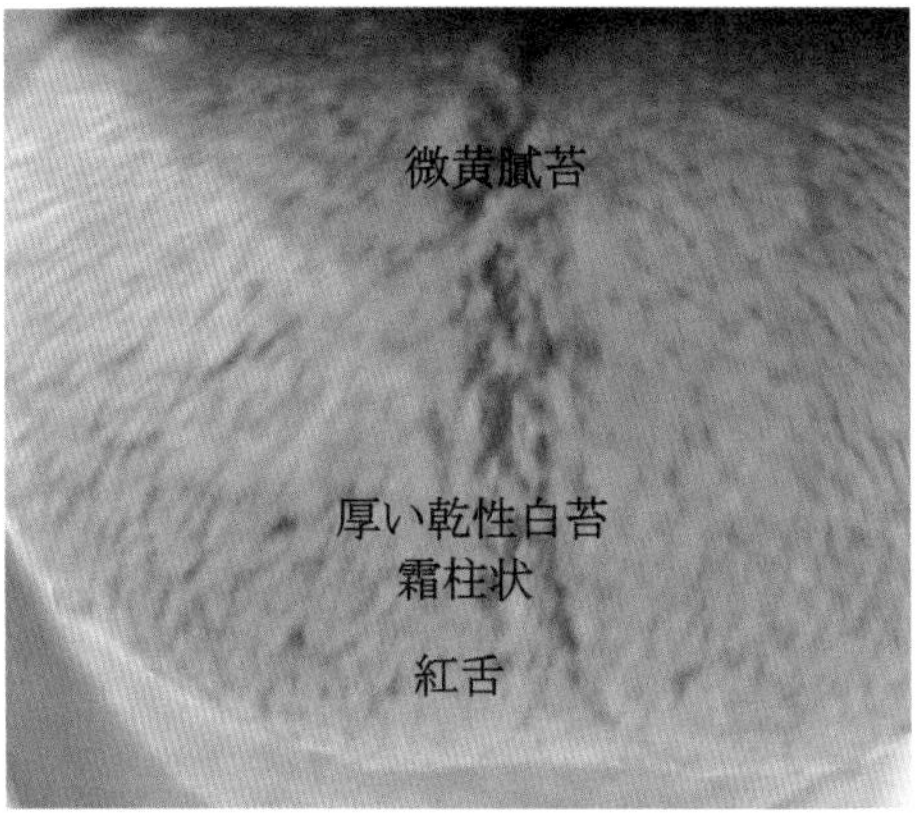
微黄膩苔
厚い乾性白苔
霜柱状
紅舌

写真1　症例B

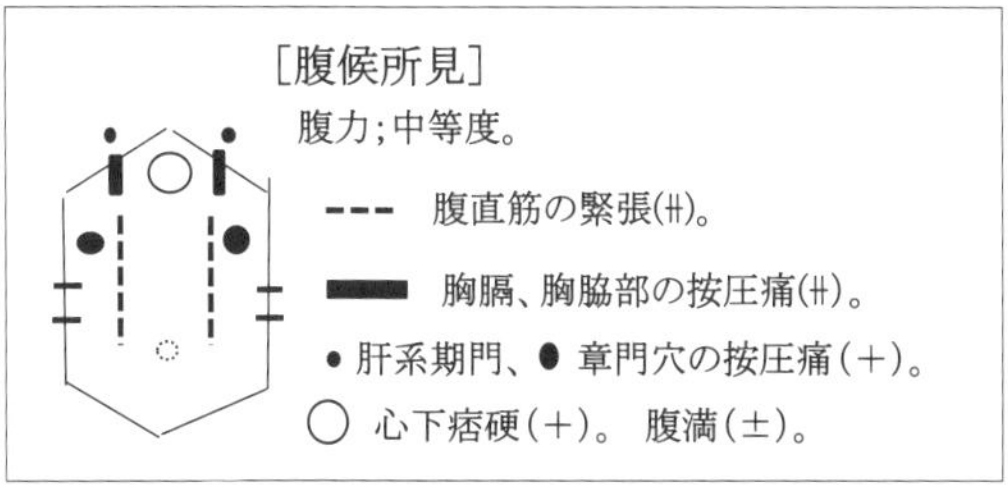
［腹候所見］
腹力；中等度。
腹直筋の緊張(卄)。
胸膈、胸脇部の按圧痛(卄)。
肝系期門、章門穴の按圧痛（＋）。
心下痞硬（＋）。 腹満（±）。

図1　症例B　腹候所見

表1　症例B　血液所見

白血球数		↓ 33×10²/μL
赤血球数		464×10⁴/μL
ヘモグロビン量		↑14.5 g/dL
ヘマトクリット 値		42.5 %
AST、ALT、LDH、ALP（基準値以内）		↓CK 45 IU/L
FIB−4 index		↑1.9
BUN 12mg/dL	CRE 0.80 mg/dL	eGFR 73.2
CRP		↑1.40 mg/dL
血糖		↑ 135 mg/dL
↓Na 132mEq/L	K 4.1mEq/L	↓CL 97mEq/L

尿検査: 異常所見を認めず。

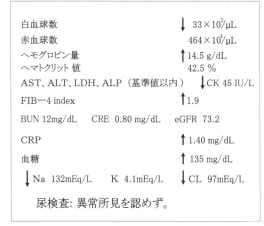

（＋）、心下痞硬（＋）（**図1**）。

患者持参の大病院の血液所見は、ＦＩＢ－４ ｉｎｄｅｘ、ＣＲＰ、血糖値、電解質がやや高値であったが腎機能は基準値以内であった（**表1**）。

【治療経過】

治療開始

第1病日　小柴胡湯合白虎湯を投与。

第2病日　夕刻、電話により病状を聴聞した。排尿6～7回。体温：8時37℃、17時37・5℃。口苦・口粘は軽減。食欲はやや回復した。

第4病日　朝来院。第3病日、体温：8時36℃、17時37℃。口苦・口粘（±）。皮膚の異常感・筋肉痛・関節痛（－）。食欲は70％程度回復した。排便：4～5回／日中、軟便～やや泥状、便臭（＋）。飲水が美味しくなった。

第9病日　口苦・口粘（－）体温：朝36・3℃、夕刻37℃前後。排便：午前中、有形便を2回、午後、やや少量の泥状便を2回排泄した。腹満（－）、放屁（＋）、口渇（－）。舌苔：厚白苔は減少し、舌根にやや淡い白黄膩苔が認められた。胸脇苦満は認められず、四肢の熱感は消失し、腹直筋緊張が中程度に触知された。帰耆建中湯に転方。

第11病日　体温：二六時中36・3～36・6℃。異常発汗（－）。食味良好。排便：普通便、2回／日中。調中益気湯に転方。

第18病日　有形便を3～4回／日、少量あて排泄していたが、やや便臭が強く黄柏3ｇを追加した。

第25病日　全身状態は良好。舌：淡紅、湿性の薄白苔（＋）、黄膩苔（－）。

第39病日　以後、発病前に服用していた八味丸、天雄散丸に転方した。

投与薬方　服用法：煎剤　朝夕／分2。薬量単位：g

・小柴胡湯合白虎湯

柴胡7.0、半夏5.0、黄芩3.0、人参3.0、大棗3.0、炙甘草2.0、生姜4.0、石膏16、知母5.0、粳米9.0

・帰耆建中湯

桂皮4.0、大棗4.0、白芍6.0、炙甘草2.0、生姜1.0、膠飴20、当帰4.0、黄耆4.0

・調中益気湯

黄耆6.0、人参4.0、蒼朮3.0、升麻3.0、柴胡2.0、木香3.0、陳皮3.0、炙甘草2.0

・自家製八味丸

乾地黄末1.2、山茱萸末0.6、山薬末0.6、沢瀉末0.6、茯苓末0.6、牡丹皮末0.6、桂皮末0.2、炮附子末1.9、ハチミツ2.7、60丸／日、分3。

・自家製天雄散丸

烏頭末1.2、白朮末0.4、桂皮末1.3、竜骨末1.1、ハチミツ2.7、12丸／日、分3。

症例Ｃ　尾台榕堂の治験(2)

他医による鬱熱の誤治に、先に大承気湯、次いで小柴胡湯合白虎湯が投与された症例である。

(訓み下し文)　葛籠屋 熊太郎傷寒を患う。初め脈浮数、発熱悪寒し、身疼痛し、汗に出でずして煩燥し、腹満下利して而も渇す。一医、之を療すも病勢日に劇す。中略。余之を診るに、臥床すること已に九日を経て、其の脈洪大にして数、胸脇煩満し、心下は結実し、身熱蒸すが如く、煩渇貪飲し、日晡潮熱し、讝語し、面は垢つき舌上乾きて黒く、下利すること日に数行。先に大承気湯を以て其峰を挫く。臭穢数行して後、小柴胡湯合白虎湯を用う。服すること三日、下利止む、而るに大便・下血、両三行し、色紫黒。其の父、急を告ぐ。之を診るに、脈微濇、四肢微冷、心中煩悸し、微熱、少気し、舌苔は依然として精気大いに衰う、と。余曰く、是れ本発汗の期を失ひ、邪気内鬱し、内熱燻灼し、煩燥、下利の諸証を発す。法は当に腸胃を蕩滌し鬱熱を逐除すべし。而るに医は反って姜附を以て熱瀉を止めんと欲す。所以は血証紫黒たるなり。今血下るは以て凶候と為すべからず、亦以て吉症となすべからず。敗血尽きて自ら止むを得るを要す。唯恐れるは大命の之に先んずるのみ、と。乃ち黄連解毒湯加甘草湯を投ず。翌日ふたたび下血し、其の翌日も亦下血す。通計四行し、色皆紫黒にして四肢厥冷し、額上に冷汗あり。死生殆ど一線に懸かり、而も微熱依然たり。仍前方を用い脈漸く復す。然るに心胸煩冤、悸して、精神昏冒し、寝られず、食せず、夜間に潮熱し、独語し、小便利せず、挙体骨立し、腹皮殆ど背と接《まじ》わり、大便せざること已に四日、乃ち柴胡加竜骨牡蛎湯に転じ、以て軽々に利するを取り、大便日に一～二行、黒く且つ臭し。強いて葛粉を与え以て之を養う。如此くにして一月許り、腹力稍々生ずるも、黒胎、潮熱の諸症、尚止まず。因って小柴胡加芒消湯を投じ、服すること五、六日舌上の乾黒去り、少しく食味を弁ち、爾後諸症漸く去る。下略。

〈参〉 煩冤：悶え苦しむ。敗血：凝固した病的血液：瘀血。挙体骨立：からだ全体が痩せ衰えて骨ばかりになるとの意。

症例D　宇津木昆台の治験(3)

白虎加人参湯と当帰四逆加呉茱萸生姜湯との併存証の治療経過中に行われた白虎加人参湯、小柴胡湯加石膏の併用例である。

（原文の要約） 六月半、炎暑焚クガゴトシ。婦人二十五、六歳。傷寒ヲ患ヒ、日ヲ経タルコト十余日。手足厥寒シ、ソノ手冷ニ苦シミ、水中ニ漬スガ如シ。コレヲ撫スルニ冷ハ甚シカラズ。病人ノタダ冷ニ苦シムナリ。脈至テ細ニシテ、絶セント欲スルガ如く下利嘔吐アリテ、少シモ食ヲ受ケズ。……但大煩渇アリテ冷水ヲ飲ムコト二十五、六杯。……舌上乾燥シテ少シノ滋潤モナシ。総身ノ熱甚シカラズ。但心下ヨリ胸膈ノ間、熱勢灼クガ如ク、手掌ヲ以テ按スルニ手表ニ貫クガ如シ。絶食已に二十日ニ及ベリ。余診スルニ白虎加人参湯ノ証ト当帰四逆加呉茱萸生姜湯ト、一人ニ現然タリ。病勢危篤ニシテ両三日ノ命モ覚束ナキ体ナリ。……

【治療経過】

第1病日　先ズ白虎加人参湯ヲ投与セントスルモ脈微細ナルニ辟易シ決定セズ。当帰四逆加呉茱萸生姜湯ヲ五貼与ウ。三服スル以後、手足厥寒ヤミ、吐利ナシ。

第2病日　脈微細、力ナク、煩渇引飲元ノゴトシ。白虎加人参湯ヲ與エントスルニ脈猶依然タリ。因テ竹葉石膏湯ヲ與ヘタリ。

第3病日　舌ノ両傍ニ、少シク粘リ出テ舌上ハ元ノ如ク乾燥。水ヲ飲ムコトモ同ジク温物食物下ラズ。又竹石ヲ與ウ。

第4病日　旧癖ノ積気発シテ、左ノ脇下ヨリ心中ニ牽急シ、煩渇元ノ如ク、脈ハ積気ニテ少シク弦ヲ帯テ力モマタ出タルヨウニ見ユ。ココニ於イテ白虎加人参湯三貼、積気ヲ目当ニ小柴胡湯加石膏二貼ヲ兼用ス。

第5病日　積気漸ク減ズ。白虎加人参湯ヲ用ユ。

第13、14病日　煩渇全ク愈、……然レドモ舌上ノ乾燥少シモユルマズ。渇ノミ治シタリ。再ビ竹葉石膏湯、二十貼バカリ與ヘテ、（以後）舌上大イニ潤ヒ漸ク粥ヲ啜ルコトヲ得タリ。其始ニ脈ノ微細ナルニ疑ヲ生ジテ、白虎加人参湯ノカワリニ、竹石ヲ用ヒタルハ、止ム得ズシテ虚羸ヲ救フノミノ目当ナリシガ、再ビ用ルニ至テ、始テ知ル竹石ノ証モソノ中ニ存シコトヲ。（　）著者補入。

〈参〉積気：胃腸または子宮の痙攣痛。

症例E　山田業広の治験(4)

四逆湯証に似て非なる白虎加人参湯証にみられた熱厥の症例である。

発斑用白虎加人参湯

旧藩、松本純粋ノ妹、発頤《ホッシン》ニ罹リシガ、毒邪発透セズ、尋《ツヅ》ヒテ発斑ニ変ジ、而シテ渇セズ、食セズ、表ニ大熱ナシ。其脈微ニシテ絶セント欲ス。之ヲ按スルニ根脚ナシ。平原元琳、以テ陰疫トナシ、大イニ窮ス。因テ先君子ヲ迎フ。先君子、投ズルニ白虎加人参湯ヲ以テセリ。之ヲ服スルヤ、反テ渇ヲ発シ、冷水ヲ飲シメテ胸中豁然タルヲ覚ユト云フ。是ニ於テヤ、食機ヲ発シ、脈全ク出デ、斑所ニ痒ヲ発シ、気宇大ニ快クナリ、遂ニ平復セリ。以下略。

〈参〉先君子：伊沢蘭軒あるいは池田京水。根脚：脈に力がない。気宇：気分。

〈寺澤捷年氏の解説(5)〉発頤：感染症で発疹が出るに出られず、頬や顎に病毒が鬱積し、化膿病変を起こしたもの。
陰疫：体表部に発熱、発疹などを起こさせない流行性感染症。

症例F　著者の治験

先に大承気湯エキス剤を投与して後、白虎加人参湯、竹葉石膏湯により症状の回復がみられた症例である。

【症　例】女性、事務員、68歳
【主　訴】発熱　水様便
【既往歴】特記すべき疾患はない。
【現病歴】X年7月16日　嘔吐を伴う痛みを腹部全体に覚え某診療所を受診。発熱37・5℃。COVID-19 PCR検査（－）。感冒と診断されプロメタジン（6・75）3錠、アスベリン（20）3錠、ビオフェルミン（12）3錠、アセトアミノフェン（200）3錠を投与されていた。7月17日は前日と同様の症状であった。7月18日、全身倦怠を強く覚え、発熱38・0℃。便臭の強い水様便を5回排泄した。アセトアミノフェン4錠分2で服用するも下熱せず、7月19日も症状に変化はみられなかった。7月20日当院を受診した。

【来院時所見】

自覚症状：全身倦怠感が強く、食欲は全くない。やや便臭のある水様便を日中に4～5回排泄していた。心窩部に重圧感があり、上側腹部に著しい腹鳴を覚え、便臭のある放屁を頻発していた。味覚は消失。発汗（±）。腹痛（－）。嘔吐・嘔気（－）。

【他覚的所見】 身長166cm、体重47・5kg、BMI17、血圧110／65mmHg。

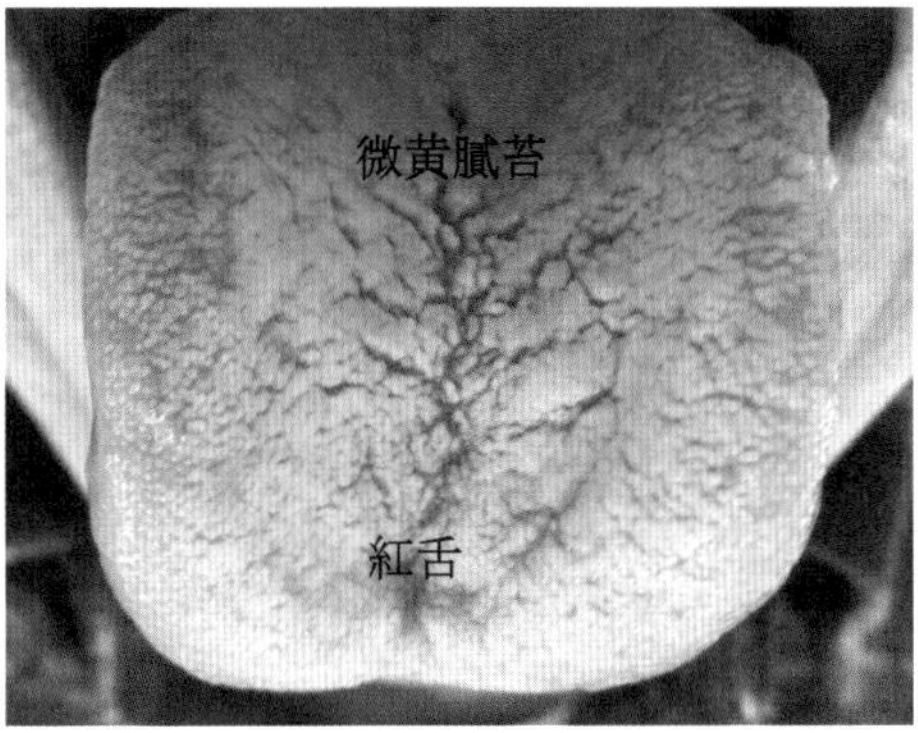

写真２　症例Ｆ

疲労困憊の顔貌であった。体温37・6℃。脈拍75／分。**舌候**：舌背中央は薄い白苔で被覆され、舌下静脈はやや灰色気味の藍色を呈し萎縮していた。**脈候**：弦弱。**腹力**：軟、腹筋の緊張はほとんど触知されなかった。胸脇苦満（－）、心下痞硬（＋）。按圧によるグル音（－）。

【治療経過】

第1病日（治療開始）断利湯を投与した。

第4病日 10時頃来院。体温37℃。血圧105／60mmHg。脈拍70／分。**脈候**：沈弱で芤脈に近似。**舌候**：紅舌、舌背の中央より舌先までのやや乾燥気味の厚い白苔（**写真2**）で被覆され、舌根には微黄膩苔が認められた。口渇によりOS－1を少量あて飲んでいた。四肢の冷感（＋）。食欲（－）。食味（－）。咽乾（＋）。第**2**、**3病日**は2、3回臭穢のある泥状便を排泄し、

表2　症例F　血液所見

CRP	↑11.16mg/dL
白血球数	56×10²/μL
赤血球数	386×10⁴/μL
ヘモグロビン量	11.3g/dL
ヘマトクリット値	35.8 %
血小板	↑39.0×10⁴/μL
白血球分類	基準値以内

尿検査: 異常所見を認めず。

疲労感が強く横臥していた。また**第3病日**の夜は咳嗽が続き浅眠であった。先に大承気湯エキス剤2.5ｇを服用させ、約2時間後の15時と22時に白虎加人参湯の服用を指示した。血沈値73㎜／1時間。白血球数56×10²／μL、CRP11・16㎎／dL（表2）。ソリタT3号200㏄の点滴静注を行った。

第5病日　8時30分、電話により病状を聴聞。体温36℃。味覚は比較的良好。倦怠感はやや減退。前日、大承気湯エキス剤の服用後には便意を催さず、やや便臭の強い放屁を数回放出した。白虎加人参湯を服用して後、漸次身体が軽くなり、軽度の発汗があり、渇を覚え温水をコップ1杯程度を時をおいて3回飲んだ。就眠前に泥状便を少量排泄して後、翌朝まで安眠した。

第6病日　体温36・2℃。脈力は復すもやや弱。舌の厚白苔はやや消退。倦怠感（＋）。皮膚枯燥（±）。食欲：比較的良好。竹葉石膏湯に転方した。

第13病日　第7病日より二六時中、体温36・0～36・2℃。脈滑やや弱。厚白苔は半減。倦怠感（±）。睡眠良好。食欲：平常に復し空腹感（＋）。口渇（－）。竹葉石膏湯を継続服用とした。

第27病日　CRP陰性。経過良好により廃薬した。

投与薬方　服用法：煎剤、朝夕／分2。薬量単位：g

・断利湯：半夏4.0、乾姜3.0、茯苓3.0、甘草3.0、煅竜骨5.0、炮附子2.0、人参3.0、黄連3.0、大棗3.0

・竹葉石膏湯：炙甘草2.0、石膏10・0、粳米6.0、麦門冬6.0、半夏4.0、人参3.0、竹葉2.0

Ⅱ　条文の解釈

治験例を考察するに先立ち、本論のテーマに関する条文の解説を要略する。
各条文の解釈は『康治本』、『康平本』、『金匱玉函経』、『宋本』、『注解本』に拠り、条文番号は『宋本』を底本とした。

1　白虎湯条

・176条　傷寒、脈浮滑、此以表有熱、裏有寒、白虎湯主之。

『康治本』、『康平本』:「此以表有熱」を欠く。『注解本』:「以」を欠く。

・350条　傷寒脈滑而厥者、裏有熱、白虎湯主之。

『康治本』:全文を欠く。『康平本』、『宋本』、『注解本』:同文。

176条の「表有熱、裏有寒」について、奥田謙蔵、大塚敬節の両氏は後人の傍注と説く。宇津木昆台[6]は次のごとく解説している。

寒トハ緊密ノ義、人身ノ気血水凝涙ス。(350条・脈滑而厥の)滑ハ傷寒ニ閉塞セラレ邪熱ガ(肌肉)内ニ鬱シテ、水モ共ニ凝結ス、故ニ裏ニ寒アリト云ヘリ。(　)補入。

350条の「脈滑而厥者、裏有熱」について、『医宗金鑑』(呉謙)、『傷寒論辯正』(中西深斎)、『傷寒論攷注』(森立之)、『傷寒論講義』(奥田謙蔵)、『傷寒論解説』(大塚敬節)は熱厥の劇症と説いている。ことに喜多村直寛[7]の簡にして要を得た論説を引用する。

(訓み下し文)　此れ却って熱厥を論ず。凡そ四肢厥逆するは、脈当に沈細微遅なり。……今則ち脈滑にして力あり、明らかに邪熱裏に在りて四肢に暢達するを得ずして厥す。是れ真熱假寒なり。然れども内は実結(燥屎)

無きが故に敢えて攻下を要せず、白虎湯を以て其の裏（肌肉中）を清解す。（　）著者補入。

この論述は、白虎湯証と承気湯証における鬱熱が異なっていることを示唆している。ちなみに鬱熱とは、裏に鬱滞した熱結が劇化した熱証である。白虎湯証の「熱結」とは、邪気と正気とが相争って生ずる実熱が肌肉に内結するとの謂である。熱厥については、項目7に叙述する。

・219条　三陽合病、腹満、身重、難以転側、口不仁、面垢、讝語、遺尿。発汗、則讝語。下之、則額上生汗、手足逆冷。若自汗出者、白虎湯主之。

『康治本』、『康平本』、『宋本』、『注解本』：ともにある。

「三陽合病」については、条文に表証の記述はないが陽病すべてを指す。

a　症候

「腹満」は周身の鬱熱による一症候であり、燥屎のある承気湯証の腹満とは異なる。「身重」は熱結の劇化による一症候であり、「難以転側」は身重により自ら動き難いとの意で、桂枝附子湯条の「不能自転側」とほぼ同義である。「口不仁」は口苦・口燥渇の劇化による神経障害で、口舌の運動障害、味覚喪失を指し、舌根に乾性の微黄の膩苔が認められる場合が多い。「面垢」は裏熱燻蒸より、顔面に油汗がつくがごとく汗出するの意である。「讝語」は邪熱鬱滞による熱気の上逆する精神症状を指す。「遺尿」は小便自利の劇化であり、膀胱機能の衰憊に因るものである。「発汗則讝語」と「下之則額上生汗、手足厥冷」とは誤治による症候である。前者の「発汗」は太陽証と誤って発汗したものであり、後者の「下之」は、胃実の誤診による承気湯の投与を謂い、それにより胃中が虚し虚気が上迫し、「額上生汗（冷汗）」に至り、さらに精気の四肢へ伝達が困難となり「手足厥冷」が現れる。

さて著者は「自汗出」を正気による防御反応と考える。「自」は太陽與陽明合病・葛根湯の「自下利」、太陽少陽合病・黄芩湯の「自下利」の「自」と同義であり、自浄作用の謂である。言い換えれば、病態の回復せんとする吉兆である。『古訓医伝』[8]に次のごとき記述がみられる。

三陽合病ノ白虎湯ノ如キハ汗下倶ニ行フベカラザル者ナリ。腹満譫語有リト雖モ、熱実（燥屎）ニ非ズ。但自汗出タルヲ以テ表気ヲ和シ裏気鬱シテ上攻ス、と。（ ）著者補入。

〈筆者らの見解〉

陽明病における邪正争闘では、正気は衰憊しているとはいえ完全な負け戦ではなく、邪と戦う余力：正気は残存している。すなわち白虎湯はその正気を鼓舞し、邪熱の上攻を阻み自汗により鬱熱を疏する。後述の白虎加人参湯条、168条の「欲飲水数升」、170条の「渇欲飲水」は津液の補充のみならず、鬱熱の逆上を阻止せんとする症候であり、本条の「自汗出」と同意と考えられる。ちなみに第12条 桂枝湯条の「汗自出」の「自」の字義は、自然の意であり病的発汗を指す。

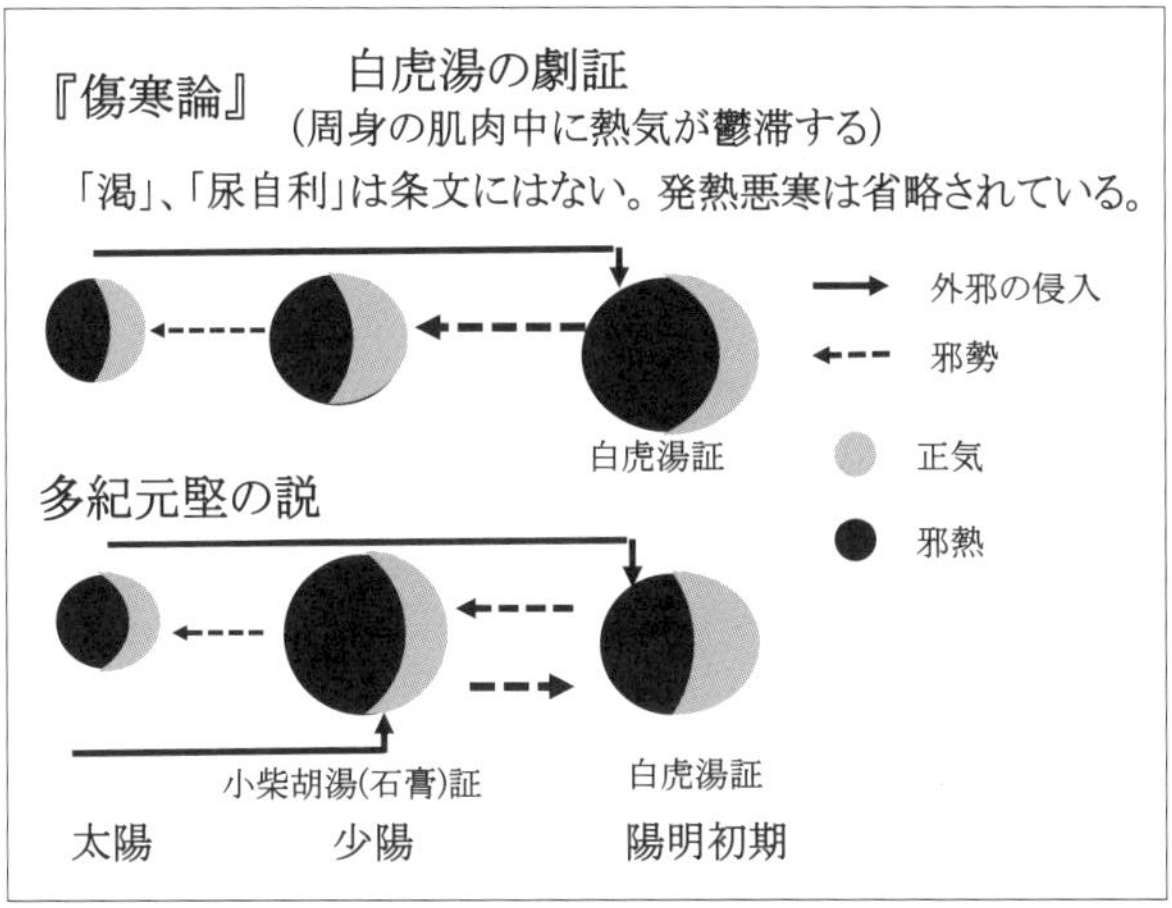

『傷寒論』
白虎湯の劇証
(周身の肌肉中に熱気が鬱滞する)
「渇」、「尿自利」は条文にはない。発熱悪寒は省略されている。
外邪の侵入
邪勢
正気
邪熱
白虎湯証
多紀元堅の説
小柴胡湯(石膏)証
白虎湯証
太陽
少陽
陽明初期

図2　三陽合病

b　病態

三陽合病は、外邪の太陽から陽明への直中、あるいは太陽、少陽を経て陽明への外邪の侵入に因り生ずる病態であるが、いずれもその経過は迅速である。宇津木昆台[9]は、三陽合病に少陽が主となる場合もあると述べている。また多紀元堅[10]は、「三陽合病者、其証有二」とし、次のごとく論じている（図2）。

（訓み下し文）其の一、周身の熱熾ん。邪が陽明に聚ること多し。故に主るに白虎を以てす。其の一、邪が少陽に聚ること多し。

……愚意うに恐らく、是れ小柴胡湯加石膏の宜しき所なり。……189条 陽明中風、口苦、咽乾と221条 陽明病、脈浮而緊、咽燥口苦とは証候は恰合し、実に三陽合病に係わる。其の脈候に拠れば、表に専らなる者なり。231条 陽明中風、脈浮弦大は、亦是れ三陽合病にして、殆ど少陽に専らとするなり。

元堅の論拠は189条に在る。口苦、咽乾が少陽証、腹満、微喘が陽明証、発熱、悪寒、脈浮而緊が太陽証であり三陽合病と考えられる。元堅は「其の一、邪が少陽に聚ること多し」と述べ、三陽合病には小柴胡湯が主証である病態があると解説している。「若下之、則腹満、小便難也」は誤治による壊病の症状と思われる。三陽合病には発汗、吐、下を禁忌とする白虎湯と同じく三禁の小柴胡湯も適応すると推考される。したがって本論のテーマである三陽合病における鬱熱の病態に適応する薬方として白虎湯合小柴胡湯もその一つとして思考される。また99条をも併せ考えるべきである。99条は96条より劇証であり「身熱」は少陽、陽明初期に現れる鬱熱証であるが「悪風、頸項強」は太陽証ではなく、鬱熱が体表に波及した証候である。「脇下満」は少陽証であり、「手足温而渇」は少陽の身熱が陽明に及ぶ自覚症、すなわち白虎湯証に近似し、「而」は身熱に因る乏津液の謂である。

96条 傷寒五六日中風、往来寒熱、胸脇苦満、嘿嘿不欲飲食、惑胸中煩而不嘔、或渇、或腹中痛、或脇下痞鞕、或心下悸、小便不利、或不渇、身有微熱、或咳者、小柴胡湯主之。

99条 傷寒四五日、身熱、悪風、頸項強、脇下満、手足温而渇者、小柴胡湯主之。

189条 陽明中風、口苦、咽乾、腹満、微喘、発熱、悪寒、脈浮而緊、若下之、則腹満小便難也。

2 白虎加人参湯条

・26条 服桂枝湯、大汗出後、大煩渇不解、脈洪大者、白虎加人参湯主之。

『康平本』、『金匱玉函経』、『宋本』、『注解本』：同文。『康治本』：「大汗出後」を「不汗出」とす。

「大汗出」による津液の欠乏後、「大煩渇……脈洪大」の症候が現れるとは考え難い。「大汗出後」ならば、「大煩渇不解、脈洪大」に繋がらず、脈沈弱となり陰病に陥ると考えられる。藤平健先生[11]は、桂枝湯の過服、あるいは服後の熱稀粥を過服して後、さらに温補の過剰によるものではと説明している。「煩渇」について、『傷寒論集成』（山田正珍）は「謂渇之甚也」と説き、『傷寒論講義』（奥田謙蔵）は「大汗による煩渇」、『傷寒論解説』（大塚敬節）は「裏熱によるひどい口渇」と解説している。「後」の字がなければ、太陽と陽明との併病である。これに対して『康治本』は「服桂枝湯、不汗出後」である。別言すれば、桂枝湯を服用するもすでに外邪が裏に深く侵入して鬱し白虎加人参湯証に転じたとの謂である。ちなみに「不汗出」は〝汗に出でず〟と訓み、12条 桂枝湯の方後にある「汗不出」は〝汗出でず〟と訓み、意義を異にする。前者は桂枝湯を服用しても汗が出ないで、外邪はすでに深く裏に侵入し熱気が鬱している病態に在り、後者は、桂枝湯を与えた後も、汗が出ない病態が続いており、依然として桂枝湯証が猶あるものには、さらに桂枝湯を与える、との意である。桂枝湯条の方後に、「服已須臾、啜熱稀粥一升餘、以助薬力、温覆令一時許」との記述があるように、桂枝湯は麻黄湯、葛根湯より弱い温熱産生援助剤であることを認識し解釈すべきである。

・168条　傷寒若吐、若下後、七八日不解、熱結在裏、表裏倶熱、時時悪風、大渇、舌上乾燥而煩、欲飲水数升者、白虎加人参湯主之。『康平本』、『玉函経』、『宋本』、『注解本』は同文。『康治本』:「若吐、若下後不解」を「下後不解」とする。

先述した元堅の論述を踏まえて「熱結在裏」を勘案するに、「裏」は小柴胡湯から白虎加人参湯に至る過程を指す、すなわち「若吐後、若下後……不解」は熱結の過程の謂である。つづめて言えば、白虎湯証の「熱結」は小柴胡湯から陽明初期に至る過程にみられる鬱熱証であり、小柴胡湯から燥屎のある陽明病に至る過程の鬱熱証とは異なる。「裏」を『傷寒論識』（浅田宗伯）[12]は胃中とし、『傷寒論入門』（森田幸門）[13]は消化管と述べ、『漢方入門』（龍野一雄）[14]は、津液の欠乏による腎虚を背景とする心熱（心煩）と胃の亡津液による口燥渇と説

表3　168条の「熱結在裏」の「裏」とは

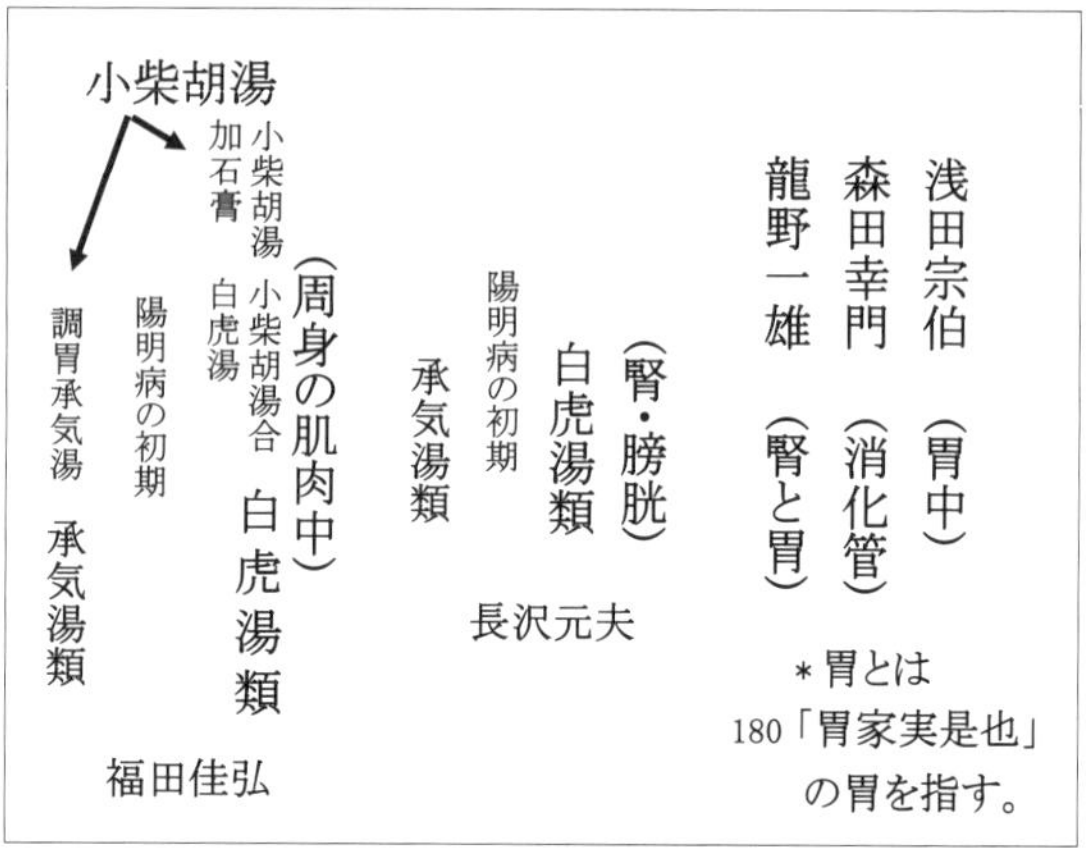
浅田宗伯（胃中）
森田幸門（消化管）
龍野一雄（腎と胃）
＊胃とは
180「胃家実是也」
の胃を指す。
（腎・膀胱）
白虎湯類
陽明病の初期
承気湯類
長沢元夫
小柴胡湯
小柴胡湯加石膏
（周身の肌肉中）
白虎湯類
小柴胡湯合白虎湯
陽明病の初期
承気湯類
調胃承気湯
福田佳弘

き腎、胃を指し、『康治本傷寒論の研究』（長沢元大）[15]は腎の炎症によるものと解説している。だが『素問』[16]刺熱論、痺論には白虎湯類に類似した症候の記載はあるが、白虎湯類の証候には符合しない。『太平聖恵方』[17]の説く治腎熱瀉腎諸方、治腎気不足諸方、治骨蒸労諸方には、白虎湯類は挙げられていない。ましてその治験は未見である。ちなみに白虎加人参湯が外感のみならず内傷である糖尿病、アトピー皮膚炎、ＨＲＴの補助、バセドウ病、尿崩症、シェーグレン症候などに用いられるのは、各病態に白虎湯、白虎加人参湯証の鬱熱が伏在していると考えられる。いわゆる「腎」は、副腎を主とする内分泌系と自律神経系、体性神経系を指し、それらが協調して外界や体内の変化に対応し、体内の恒常性を維持している。内傷による白虎湯類証の熱結∴鬱熱は、この内分泌系、自律神経系、体性神経系の不調和による鬱熱の伏在が考えられる。先人の多くは、〃吐下により津液は欠乏するが、邪熱は陽明位に壅聚するも、胃実には至っていない〃と説いている。筆者はつぎのごとく考える。すなわち「熱結在裏」は小柴胡湯を起点とし陽明初期に至る過程にみられる病態であり、「表裏倶熱、時時悪風」とは、裏熱が甚しく表に波及し、時に「悪風」が自覚され、脈浮が現れる証候であり、「裏」は肌肉をさす、と。筆者は胃を除く、周身の肌肉中と考える。ちなみに180条の「陽明之病、胃家実是也」の「胃」は燥屎の形成される消化管を指す（表３）。

・169条　傷寒無大熱、口乾燥、心煩、背微悪寒、白虎加人参湯主之。

『康治本』、『康平本』、『金匱玉函経』、『宋本』、『注解本』：同文。

「無大熱」は、体表に熱証が自覚されない伏熱（身熱）を指し、63条 麻黄杏仁甘草石膏湯、136条 大陥胸湯の「身無大熱」とほぼ同義である。「口乾燥、心煩」は身熱による症候である。「背微悪寒」については、諸諸の所説があるが、筆者らは奥田謙蔵氏[18]の見解に賛同する。すなわち「微」は幽微の微であり、別言すれば、内在する伏熱：鬱熱の湧出の証候であり、その病態は「時時悪風」と全く同義である。「背微悪寒」と304条 附子湯の「背悪寒」との相違を**表4**に提示する。

表4 「背微悪寒」と「背悪寒」

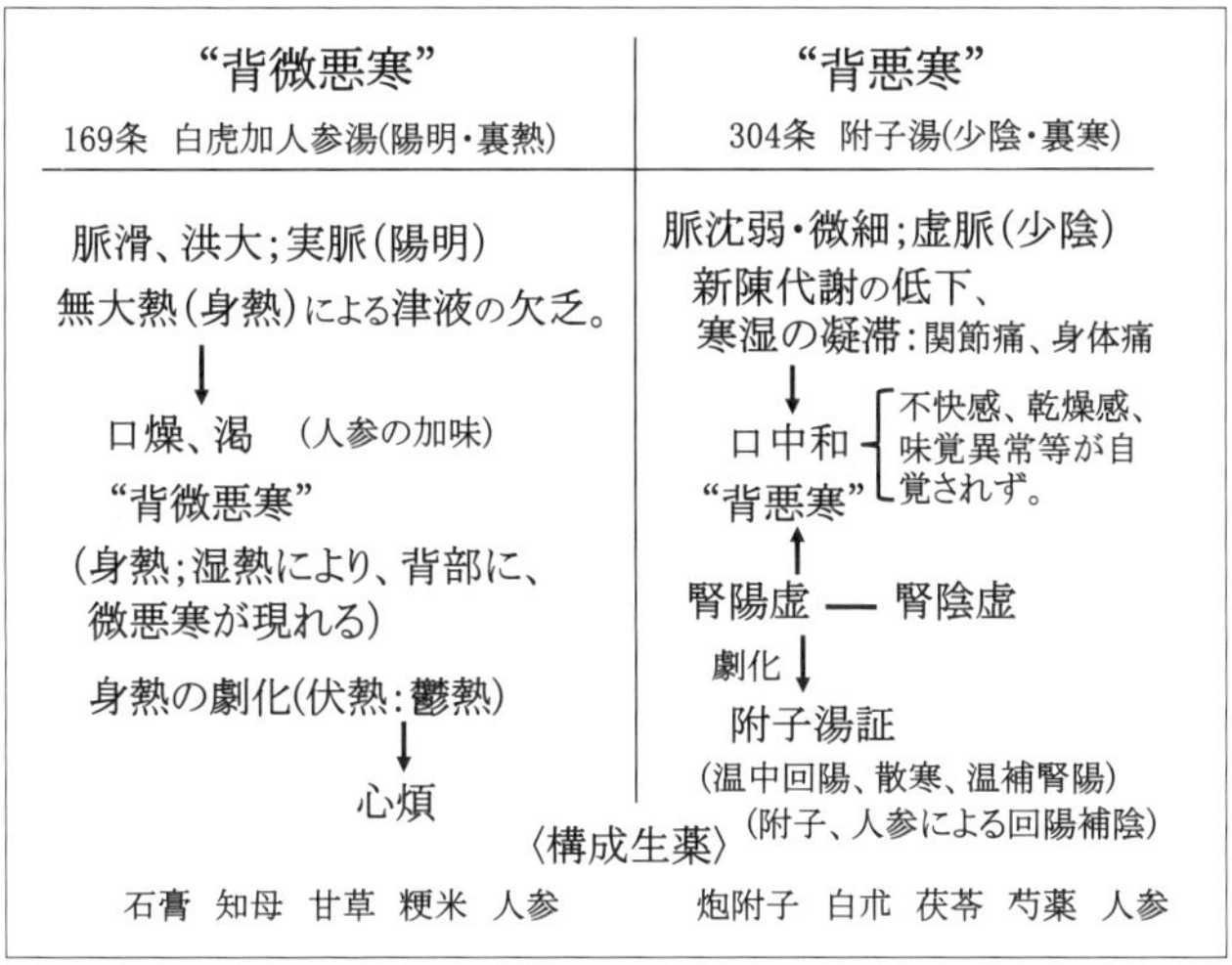
"背微悪寒"
169条 白虎加人参湯(陽明・裏熱)
脈滑、洪大；実脈(陽明)
無大熱(身熱)による津液の欠乏。
口燥、渇 (人参の加味)
"背微悪寒"
(身熱；湿熱により、背部に、微悪寒が現れる)
身熱の劇化(伏熱：鬱熱)
心煩
"背悪寒"
304条 附子湯(少陰・裏寒)
脈沈弱・微細；虚脈(少陰)
新陳代謝の低下、
寒湿の凝滞：関節痛、身体痛
口中和
"背悪寒"
不快感、乾燥感、味覚異常等が自覚されず。
腎陽虚 — 腎陰虚
劇化
附子湯証
(温中回陽、散寒、温補腎陽)
(附子、人参による回陽補陰)
〈構成生薬〉
石膏 知母 甘草 粳米 人参
炮附子 白朮 茯苓 芍薬 人参

・170条 傷寒、脈浮、発熱、無汗、其表不解、不可與白虎湯。渇欲飲水、無表証者、白虎加人参湯主之。
168条の「吐下後不解」と本条の文意に基づき、白虎湯類の運用には小柴胡湯と同じく発汗、吐、下は禁忌である。

・222条 若渇欲飲水、口乾舌燥者、白虎加人参湯主之。
『康治本』：欠文。『金匱玉函経』：白虎加人参湯を白虎湯とする。『康平本』、『宋本』、『注解本』：同文。

本条は221条に繋がる条文である。221条の「脈浮而緊」は純なる太陽の表脈ではなく、陽明鬱熱の表への湧出による脈候であり、「咽燥、口苦」が少陽、「腹満而喘、～身重」は陽明初期の鬱熱による証候に加えて、脈滑ならば三陽合病である。しかし「不悪寒反悪熱、身重」とあり、「悪熱」は承気湯証に属す。189条の「腹満、微喘」は白虎湯証であり「若下之」は逆治であり、「腹満、小便難也」は誤治による症候である。要約すれば、221条は白虎湯証と承気湯証の併存した病態と推考される。『傷寒論解説』奥田謙蔵氏は、〝219条の「三陽合病、腹満、身重」を承けて、之に次ぎ、其の合病にして、就中陽明主たる者を挙げ、発汗、温鍼の逆変と、下後に於ける変証及び其の治を論ずるなり〟と述べ、〝反悪熱、身重しは是三陽合病に属す〟と解説している。すでに述べていたごとく、熱結は小柴胡から白虎と小柴胡から承気に至る過程に二分される。〝悪熱〟は、承気湯証の熱候である。『傷寒論弁正』中西深斎は222条を三陽合病の軽症と説いているが、『傷寒論脈証式』川越衡山は「蓋し悪熱は、身熱の大綱にある者（白虎湯）とは異なる」と述べている。したがって221条は悪熱と身熱とが併存する病態である。別言すれば三陽合病の白虎加人参湯証と承気湯、ことに調胃承気湯証との併存を述べた条文と思われるが、文意は難解である。222条は「渇欲飲水、口乾舌燥」のみで、尿自利を挙げていないが、鬱熱による津液欠乏をきたす病態であり、白虎加人参湯が適応すると説いている。（ ）著者補入。

・『金匱要略』痙湿暍病篇

太陽中熱者、暍是也。汗出悪寒、身熱而渇、白虎加人参主之。

太陽中熱すなわち暍は夏期の熱中症である。中熱は本条の前文に記載されている太陽中暍と同意であるが、本条の中熱の証候は実証、前文の太陽中暍は虚証に属す。

太陽中暍。発熱悪寒。身重而疼痛、其脈弦細芤遅。小便已洒洒然毛聳。手足逆冷。小有労。身即熱。口前開板歯燥（『傷寒論』、『金匱玉函経』：作口開板歯燥）。若発其汗。則其悪寒甚（『傷寒論』：則下。無其字）。加温鍼則発熱甚。数下之則淋甚。

意訳　太陽中暍の発熱悪寒、身重而疼痛は表証に類似しているが太陽病の症候ではない。暑熱により津液の喪失による症状である。脈は弦細芤遅、すなわち微弱、あるいは弦細、あるいは芤遅などの陽虚の脈候である。

したがって発汗剤、あるいは温鍼により発汗せしめるか、あるいは下せばその症状は劇化する。洒洒然毛聳、手足逆冷は陽虚によるものであり、少し動くと、からだが熱くなり、口を開けば前歯が燥く。『金匱要略疏義』には、虚証には人参五苓散、生脈散加香薷などが挙げられている。

〈参〉

人参五苓散：『感証集腋』五苓散。治暑湿、為病、発熱頭疼、煩燥而渇、加人参一銭、名養澤湯、按『証治方』名春澤湯。『浅田宗伯選集』第3集、校訂補注雑病翼方（校注・長谷川弥人）巻之一、34、谷口書店、1988

生脈散：『内外傷弁惑枠論』巻之一、暑傷胃気論、李東垣、和刻漢籍医書集成・第6輯、50、学伸社エンタプライズ、1989

189条　陽明中風、口苦、咽乾、腹満、微喘、発熱、悪寒、脈浮而緊、若下之、則腹満小便　軟也。

221条　陽明病、脈浮而緊、咽燥、口苦、腹満而喘、発熱汗出、不悪寒反悪熱、身重。若発汗則燥、心憒憒反讝語、若加焼鍼、必怵惕煩燥不得眠。若下之、則胃中空虚、客気動膈、心中懊憹。舌上胎者、梔子豉湯主之。

Ⅲ　津田玄仙の説く白虎湯、白虎湯加人参湯の運用目標(19)

a　脈長洪而数

長：ゆったりとした力のある脈。洪：洪水の洪で、脈が太くひろがって拍つ脈。長は短の字の反対語であり、ゆったりとした力のある脈である。

〈注解〉この脈候は176条の「脈浮滑」、350条の「脈滑」を指す。ちなみに白虎湯類と大青竜湯の鑑別を要する病態には、二証の併存する併病もあり脈候診断に慎重を要する。悪寒、体痛無く、手掌・指爪に温感が触知され、自汗がなければ白虎湯、自汗があれば白虎加人参湯である。

b　大熱

周身の肌肉中に充ちて留滞し、蒸すように大いに熱するを散漫の熱を言う。この熱は表にも止まらず、裏にも入らない。この周身の熱は、躯幹、四肢末端、ことに掌心、手背にも及ぶ。

〈注解〉169条の「傷寒無大熱」を指す。裏は承気湯の病態を指す。

c　大渇

著しい発汗、あるいは大熱により津液が欠乏する。この故に大渇と言う。

〈注解〉168条の「大渇」を指す。

d　大汗

肌肉中に散漫する鬱熱により津液が蒸されて汗となる。白虎散漫の熱による大汗ならば、鬱熱は冷めそうであるが、反って冷めずに病が深くなる。大汗とは鬱熱による汗、すなわち邪熱による汗を指し邪汗とも言い、必ず火照って臭い。ちなみに、正汗は回復期に至る汗であり臭くない。

〈注解〉大汗は26条の「大汗出」を指す。

e　厚白苔

白苔は3つに分類される。太陽より少陽への移行期に現れる舌苔は淡白苔である。少陽はおおむね濃白苔であり、陽明初期の白虎湯証に現れるのは乾性の厚白苔である。先人は〝餅米の粉を塗りたる如し〟とし、厚化粧した顔貌のようだと述べているが、筆者らの治験では、紅舌で全面が霜柱に近似する厚い白苔、あるいは舌根から舌先まで、帯状の厚白苔で被覆され、舌根部に微黄膩苔が認められる場合もある。

Ⅳ　考　察

1　提示例の検討

【症例A】

第4病日の午前中は、太陽証の頭痛、項部痛と心下痞硬、胸脇苦満の小柴胡湯証が認められる病態であった。その後漸次、著しい発汗をきたし、自尿はあるも〝渇して水を飲まんと欲す〟、〝厚い乾性白苔〟、〝背微悪寒〟などが認められる白虎加人参湯証が現れるに至った。必須の症候である脈候の記述はないが、熱状は周身にわたり、四肢末端に及び、蒸すがごときであり、舌苔は餅米の粉を塗ったような厚化粧を思わせる、あるいは舌全体があたかも霜柱が立ったような厚い乾性の白苔で被覆されていたと推考される。病態は小柴胡湯加石膏証が劇化し、三陽の合病の白虎湯証から白虎加人参湯証に転じたものと考えられる。白虎湯合小柴胡湯服用後の病状は壊病であり、貴重な臨床例として参考にすべきである。

【症例B】

脈候、舌候、腹候、熱型より小柴胡湯加石膏証と白虎湯類証を鑑別に挙げたが、脈候は沈弦で四肢冷感が自覚され、泥状便もあり真武湯も考慮された。腹候はほぼ小柴胡湯証であったが「嘔」は時々であった。白虎加人参湯条の「煩渇、心煩」は自覚されるも、「大汗出」ではなく、「汗出」の程度であった。悪風、四肢冷感、身体動揺感があり、真武湯証の併存も考えられたが、熱型（往来寒熱）により真武湯は考慮外とした。皮膚の異常感覚は「三陽合病」の「口不仁」と同じく、気血循行の不順に因るもの、四肢冷感は熱厥による「手足逆冷」の軽症と診た。三陽合病とすれば治方は、白虎湯、あるいは小柴胡湯である。小柴胡湯と白虎湯との二証併存とすれば併病であり、いずれを先治すべきか、あるいは同治として合方による治法、併用とすべきか、各証候の劇易軽重を勘案した。胸膈部の湿熱鬱滞の疏通には小柴胡湯が適応し、先治として小柴胡湯を用いれば、伏熱（周身の邪熱の鬱滞）により津液欠乏が進むと考えられた。口苦・口粘は著しく、口舌の乾燥、口渇を訴えていたが常に飲水を欲するほどではなかった。舌候では、紅舌、舌背全体は乾性の霜柱状の厚い白苔で被覆され、舌根には淡黄色の膩苔が認められた。舌下静脈は萎縮し血虚証が望見された。四肢に時々冷感が自覚されていたが、他覚的には、四肢末端に至るまで周身に熱感と微自汗が認められ、ことに手背・手掌、指爪に軽度の熱感が触知された。熱型、腹候は小柴胡湯証であるが、煩渇、全身に及ぶ熱状は白虎湯証であった。しかし治方の先後が決め難く、二薬方の合方証として治療を開始し症状が軽快するに至った。因みに四肢筋肉、関節には有熱性の症状は無く去桂枝とした。

【症例C】

「脈浮、発熱悪寒、身疼痛」の麻黄湯証が、「不汗出」により日増しに劇化し、発病して9日後、榕堂の診た所見の要約は、「脈洪大而数」「身熱如蒸、煩渇・貪飲」の白虎湯証と「日晡潮熱、譫語、面垢、舌乾黒」の大承気湯証の併存であった。前者と後者とは鬱熱の病態を異にしており、「下利日数行」に大承気湯が用いられたのは、陽明少陽合病[20]であったと推考される。それ故に「先以大承気湯挫其峰」となった。臭穢の大便を数回排泄後に小柴胡湯合白虎湯が投与されたのは、柴胡桂枝湯のごとく両証相半ばする合方証と考えられたのであろう。だが病状は回復せず、瘀血による紫黒色の便が排泄され、脈微濇、四肢微冷、心中煩悸し、微熱、呼吸促迫、精気の衰憊する虚状が現れるに至った。榕堂の見解は、発病初期、発汗すべき時期が過ぎており、治法は胃腸を蕩滌し鬱熱を逐除すべきを、他医は誤って姜附（四逆湯類）により熱痢を止めようとしたため、邪熱が裏に鬱滞し煩燥、下痢が現れる病態になった。この病態は凶候とも、あるいは吉症とも言えず、瘀血便が尽きて自ら治まるのを待ち、天運に委ねるのみである、とした。それでもなお、榕堂は黄連解毒加甘草の連続服用を指示し、瘀血便の自利、額上の冷汗、四肢厥冷などの症候が認められる病態を回復せしめた。だが胸部が苦しく、動悸し、精神昏冒、独語し、眠れず、食欲なく、夜間は潮熱し、小便が利せず、虚羸著しく、不大便に至る病状を呈するに至った。この病状経過は、恐らく熱厥の劇症、すなわち真熱假寒によるものと考えられる。その後、柴胡加竜骨牡蛎湯に転方し、葛粉による養生を強いたが、黒苔、潮熱の諸症の消失がみられず、柴胡加芒消湯に転じ諸症状がようやく去るに至った。（　）著者補入。

【症例D】

治療の当初は、白虎加人参湯と当帰四逆加呉茱萸生姜湯との併存証、換言すれば太陰と陽明の併病であった。しかし「脈至ッテ細ニシテ、絶セント欲スルガ如く下利、嘔吐ス」とあり、第1病日は併病の治法、先内後外により、当帰四逆加呉茱萸生姜湯が先に投与された。次いで第2病日には、白虎加人参湯より薬力の弱い竹葉石膏湯に転方され正気が回復した。しかし第4病日には持病の腹部痙攣痛が発症したため、白虎加人参湯と小柴胡湯加石膏とを併用されるに至った。一つの疾病の流れに於いて病位を異にする二薬方証の併存は併病であり、その治法の原則は薬方の先後あるいは合方である。本例では同日併用である。合方は柴胡桂枝湯のごとく二薬方証が相半ばする場合である。『傷寒論』には二証併存における同時併用を述べた条文はない。しかし、本例では二証の軽重、劇易、緩急を勘案して、薬方それぞれの効能を重んじて合方とせず併用されたものと推考される。第5病日にはこの二薬方の併用により痙攣痛は治まり、白虎加人参湯証のみとなった。第13、14病日には渇は消失したが、依然として舌の乾燥の回復がみられず、再び竹葉石膏湯が用いられ全快するに至った。本例では、白虎加人参湯と小柴胡湯加石膏との併用と白虎加人参湯合小柴胡湯の合方の相違を認識すべきである。合方には、柴胡桂枝湯のごとく二証相半ばする証、あるいは厚朴三物湯（桂枝去芍薬湯合小承気湯）のごとく原方証とは全く異なる証に転ずる場合があり、また合方による各効能の低下をも考慮すべきである。また竹葉石膏湯証が白虎加人参湯証に含まれるとの記述は、宇津木昆台の豊富な臨床経験に基づく解説であり心に銘記すべきである。

【症例E】

本例は、350条に記載されている白虎湯の熱厥の症例である。「渇セズ、食セズ」は小柴胡湯証が推考される。「表ニ大熱ナシ」の大熱は身熱を指し、白虎湯証の熱状が示唆される。白虎加人参湯の脈は滑にして洪大であるが、記述中の「其脈微ニシテ絶セント欲ス。之ヲ按ズルニ根脚ナシ」の「根脚ナシ」を、前医は317通脈四逆湯条、389四逆湯条の「脈微欲絶」と考えたが、白虎加人参湯証には「裏寒外熱」「内寒外熱」に似て非なる白虎加人参湯証が現れる場合もあり「大ニ処方ニ窮ス」に至ったと思われる。四逆湯証には「根脚ナシ」すなわち脈力無しの真寒假熱証が現れる場合もあり、四逆湯証との併存も疑われ診断に苦慮したと思われる。脈候は四逆湯に近似する脈微弱と思われたが、先君子は熱厥に於ける脈沈而渇と診て白虎加人参湯を投与し、諸症状が消失したのである。したがって、熱厥には四逆湯証と見紛う症候もあり精診を要する。「反テ」は此の謂である。本例にみられた真熱假寒の類似証と四逆湯証との鑑別は、脈候のみでは診断が困難と思われたが、舌の厚白苔、あるいは、舌根に微黄膩苔が認められたと推考される。よって白虎湯より薬力がやや弱い白虎加人参湯の投与により、伏熱が寛解し「渇ヲ発シ、冷水ヲ飲シメテ胸中豁然タル覚ユト」との病態に回復したと思われる。本例は白虎湯の運用に参考すべき熱厥例である。

【症例F】

断利湯証が劇化し白虎加人参湯証に転じた症例である。断利湯を服用して4日目の脈候、腹候、泥状便により、陰病が考えられたが、爪甲、手掌の暖かみ、舌候、脈候は熱厥の一症候としての白虎加人参湯証であり、泥状便は256条「陽明少陽合病」による「必下利」の大承気湯証との併存と考えられた。陽明少陽合病、三陽合病の治は、いずれを先になすべきか診断に苦慮した。症例Cの榕堂の治験になぞって先に大承気湯エキス剤の投与を試みたが放屁のみで排便に至らなかった。その後、白虎加人参湯を服用せしめ、その翌朝には病状は回復した。ついで竹葉石膏湯に転方し廃薬するに至った。本例の病態は三陽合病の白虎加人参湯証と陽明少陽合病の大承気湯証の併存であった。その治方は承気湯の先行投与である。病態は血液検査所見から、外感によって伏在していた宿痾が現れたものと考えられた。概して承気湯証と白虎湯証の併存する場合には、承気湯を先に投与すべきことを銘記すべきである。

2　提示例における合病、併病としての治法

急性、慢性を問わず二薬方証の併存には、治の先後か合方である。二証が明確ならば先後、両証相半ばし急速に病態の悪化が推考される場合は合方である。ただし慢性の場合、合方とせず二薬方を併用とする場合もある。三陽合病における治法は白虎湯、あるいは小柴胡湯加石膏唯一方である。だがこの二薬方の合方を一薬方とみなせば、柴葛解肌湯（浅田家）のごとく合病と考えられる。『通俗傷寒論』[21]に白虎湯合調胃承気湯との合方が記載されているが、治験例の記載はない。『傷寒論弁正』（中西深斎）[22]は〝一は則口乾燥して厥す、此れすなわち熱厥の重き者にして白虎湯なり。一はすなわち腹鞕満して痛む。此れ乃ち熱厥の最も重きもの、すなわち承気湯なり。蓋し此の重き者を推せば、彼の最も重き者は以て知るべし、所以は承気湯を載せざるなり。白虎の能く熱を裏に挫くや、煩渇を以て方の本づく所と為す〟と論じており、合方ではなく、この二薬方証の軽重、劇易を勘案し治方の先後を決めるべきである。

〈参考〉白虎湯合調胃承気湯（喩氏経験方）生石膏八銭　生金紋三銭　生甘草八分　白知母四銭　元明粉二銭　陳倉米三銭　（白虎湯加大黄芒消）

柴葛解肌湯（浅田家）柴胡　葛根　甘草　黄芩　芍薬　麻黄　桂枝　半夏　石膏　此方余家ノ新定ニシテ麻黄葛根二湯ノ症未解セズ既ニ少陽ニ進ミ嘔渇甚ク四肢煩疼スル者ニ宜シ。以下略。（浅田宗伯著『勿誤薬室方函口訣』）

〈注解〉柴葛解肌湯は小柴胡湯加石膏去人参合葛根湯去大棗である。人参、大棗の薬能は脾胃における津液の産

生であり、発病初期の発熱を賛助する。故に去る。

3　白虎湯類と承気湯類との病態の相違

陽明病の主薬方は白虎湯類と承気湯類であるが、鬱熱の病態は全く異なる。前者は鬱熱が周身にわたり四肢末端に及び、主に肌肉中に留滞し、後者は鬱熱が胃から大小の腸管に留滞する。その証の転変の起点は小柴胡湯にある。一つは〝発汗、吐、下〟が禁忌である小柴胡湯を起点とし、白虎湯類に至る推移と、いま一つは〝下〟を主とする承気湯類への推移である。**表5**のごとく、前者は小柴胡湯→小柴胡湯加石膏→小柴胡湯合白虎湯→白虎湯類であり、後者は小柴胡湯→小柴胡湯加芒硝→承気湯類である。改めて168条の「熱結在裏」にある「裏」の意義を基に、この二つの薬方の推移を考えてみる。先述のごとく、「裏」を浅田宗伯は胃中、森田幸門は消化管とし、長沢元夫は、いわゆる〝腎〟と述べている。要約すれば、胃中・消化管の熱結には承気が、〝腎〟の炎症による熱結には白虎が該当するとの意である。著者は「裏」を〝肌肉中〟と解釈している。その論拠は宇津木昆台（『古訓医伝』）、津田玄仙（『饗庭秘訣』）の論述に依拠したものである。要約して引用する。

表5

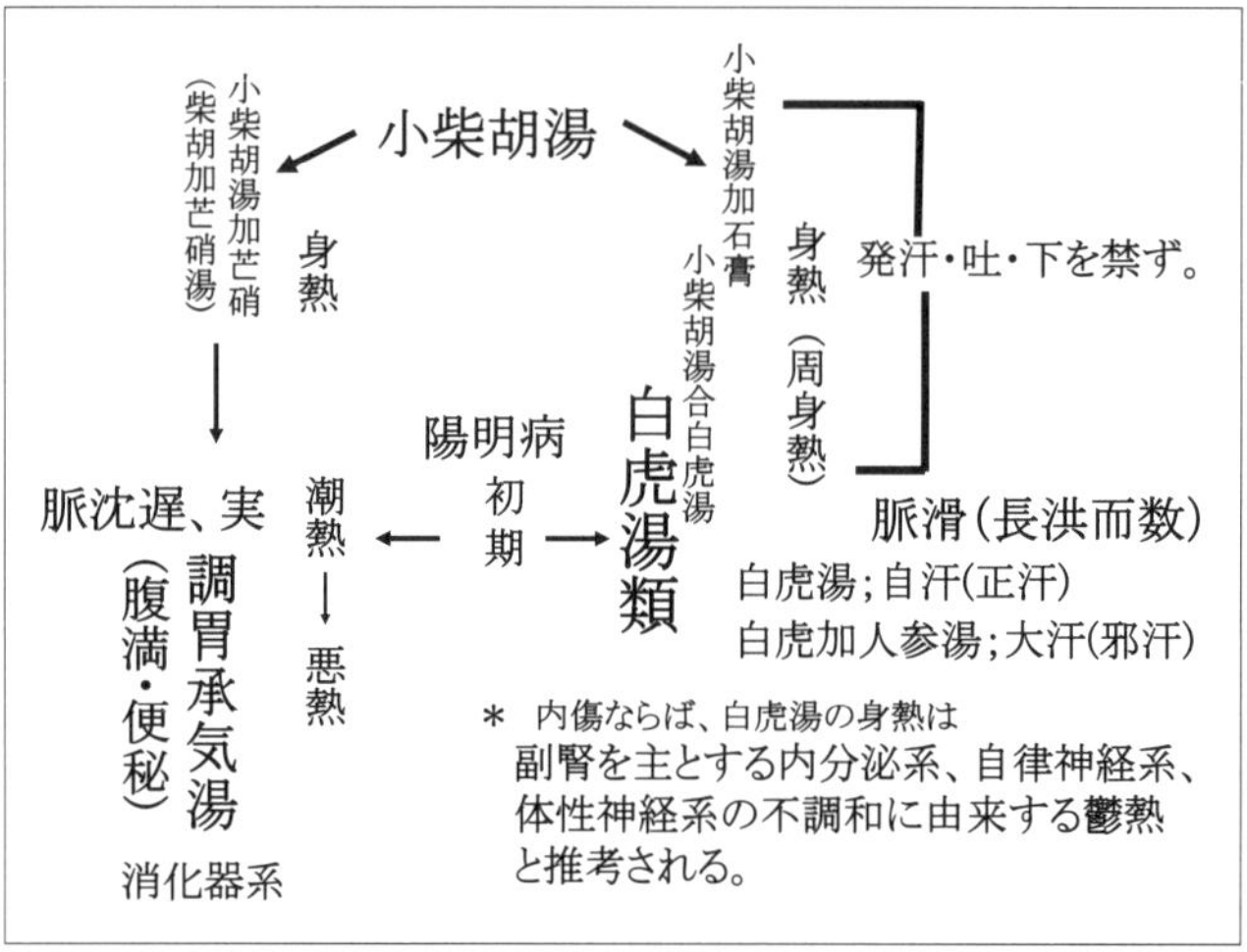

小柴胡湯
小柴胡湯加石膏
身熱（周身熱）
発汗・吐・下を禁ず。
小柴胡湯合白虎湯
白虎湯類
脈滑（長洪而数）
白虎湯；自汗（正汗）
白虎加人参湯；大汗（邪汗）
陽明病
初期
小柴胡湯加芒硝
（柴胡加芒硝湯）
身熱
潮熱→悪熱
脈沈遅、実
調胃承気湯
（腹満・便秘）
消化器系
＊　内傷ならば、白虎湯の身熱は
副腎を主とする内分泌系、自律神経系、体性神経系の不調和に由来する鬱熱と推考される。

i　**宇津木昆台**(23)

石膏は実に陽症にして津液枯渇し、虚熱散漫するを救う主薬である。また裏気が鬱し上迫するを鎮墜し、胃中に津液を生ずるを主効とする。気の鬱する所は必ず熱を生ずる。しかし（白虎湯には）実熱下剤の症（燥屎）はない。裏気の鬱滞による熱を和（解）するのみで、気血の凝結しないが故に渇はなく、人参は含まれず、腹満讝語があるが熱実（承気湯）ではない。石膏は裏の気を和し、熱を疏し津液を生ずる主薬である。（　）著者補入。

ii　**津田玄仙**(24)

石膏の膏の字をアブラと訓み、石の油の固まりを言う。熱の表裏を一斉に清ます薬は石膏を除いて外にない。その組み合わせ次第により、表、外にも走り、柴胡、大黄の力を助けて裏熱を解する。……白虎湯の主薬は石膏であり、肉分に鬱滞する熱を知母と共に和解する。

〈参〉「膏」：説文「肥ゆるなり」、膏油。骨肉の間にあるあぶら。『字統』白川静著

〈注解〉

i は白虎湯の病位、鬱熱の原因、燥屎の有無を論じている。〝津液枯渇し、虚熱散漫〟の〝虚熱〟は白虎湯の虚証である竹葉石膏湯を指し、その病位は小柴胡湯から白虎湯に至る過程にあると考えられる。白虎湯による裏熱鬱滞の清解は、小柴胡湯の和解と同義である。白虎湯の病位は陽明初期である。実熱下利の候とは承気湯による燥屎の逐除の意である。和解とは、汗、吐、下によらず、正気すなわち身体の元来保有する防衛能力による清熱解毒の謂である。

ii は石膏の膏を〝アブラ〟と訓み、周身の肌肉中に充ちて留滞し四肢末端に及ぶ鬱熱を石膏と知母で和解すると論じている。膏を膏油、骨肉の間にあるアブラとするとの解説は、先述の〝周身の肌肉中に充ちて留滞し、蒸すように大いに熱するを散漫の熱〟との表現は真に当を得ている。

4　白虎湯条の「自汗」、白虎加人参湯条の「大汗出」について

山田業広の解説(25)を訓み下し、その要約を引用する。

白虎湯条には「自汗」、白虎加人参湯条には「大汗出」と言う。白虎湯の主薬は石膏である。白虎湯は〝不汗出〟に、あるいは〝汗不出〟にも用いられる。故に白虎湯証は汗の有無に関わらない。熱鬱して汗が出ないのと、熱が極まって汗が泄れるとは、均しく熱を本としている。いささかも汗の出ない疫病でも、熱が熾盛なれば白虎を得て大いに汗が流れるのは、疾患の汗の有無に関わらない。

業広の論述は実に簡要を得ており、白虎湯、白虎加人参湯を用いるに当たって、「自汗」と「大汗出」とを深く認識すべき症候である。

5　白虎湯、白虎加人参湯の渇について

概して白虎湯には自汗と渇があると説く漢方医書が多い。しかし白虎加人参湯条は皆渇を挙げ、白虎湯条は渇を挙げていない。渇の有無について、参考と為べき奥田謙蔵氏(26)の論説を要約して引用する。

『傷寒』・『金匱』で石膏が配伍されている薬方には、渇を治す効能があっても、石膏の主作用ではなく旁治の作用である。大青竜湯、麻杏甘石湯、木防已湯、竹葉石膏湯、越婢湯などの各条文には渇がない。白虎加人参湯証の渇は、方中に石膏がある為ではなく、人参がある為である。裏の鬱熱を清解するのは白虎湯と同じであるが、同時に水分亡失に因る煩渇を治する効能は人参にある。白虎湯は発散剤ではなく清熱剤であり、裏の熱邪を清解するが必ずしも渇に与らない。たとえ渇があっても、それは裏熱焼灼に伴う煩渇であり主証ではない。白虎加人参湯の主証は必ず水分亡失に因る渇である、と。

要約すれば、白虎湯証には〝渇〟と〝汗出〟は共に必発の症候ではなく、白虎加人参湯証には〝渇〟と〝多汗〟

とは共に必須の症候である。

6　白虎湯条の「滑脈」について

『景岳全書』巻五・脈神章[27]は次のごとく論じている。訓み下し文により引用する。

滑脈は盤に珠を走らせるが如く、往来流利す。凡そ洪大、芤実に属すは皆其の類なり。乃ち気は実し、血は壅がれる候。痰逆を為し、食滞を為し、嘔吐を為し、満悶を為す。滑大、滑数は内熱なり。上は心肺、頭目、咽喉の熱を為し、下は小腸、膀胱の二便の熱を為す。……若し平人 脈滑にして和ぎ緩やかなれば、此れ自ら栄衛は充実する佳き兆し。若し滑大いに過ぎれば則ち邪熱の病。又凡そ虚損を病む者の多くは、弦滑の脈有り、是れ陰虚にて然るなり。瀉痢の多くは、弦滑の脈、此れ脾腎傷られるなり。以下略。

〈意訳〉

滑脈は力があり、水の淀みなく流れるがごとく、盤に珠を転がすがごとくである。脈状は洪大であり、一見芤脈のような場合もあるが実脈である。すなわち気は実し、血が鬱滞する脈候であり、痰逆、食滞、嘔吐、満悶などの症候が現れる。脈滑で数脈を伴う場合は、内（裏熱）熱による熱状であり、上半身では心、肺、頭、目、咽喉に、下半身では小腸、膀胱に現れる。……平素健康な人で、脈が滑、和緩であれば、営衛の働きが順調で良い兆候である。若し内傷、外感に現れる滑脈が強ければ邪熱による疾患である。また病による虚弱の人に多く認められる脈弦滑は確かに陰虚である。よって瀉痢の多くには、脾腎の損傷により脈の弦滑が現れる。別の言葉でいえば脾（胃）の機能低下により、腎陰の衰憊をきたし腎陽は虚す、その結果腎陽は脾（胃）を幇助できず瀉痢が起こる。したがって脈滑は、陽病に於ける病的機能亢進のみではなく、陰病にも起こる可能性があると考えられる。（　）著者補入。

7　白虎湯条の熱厥について

項目Ⅱ条文の解釈で、350条の「脈滑而厥者、裏有熱」を熱厥の謂とするは、多くの先人の一致するところである。先ず『類証活人書』[28]の解説を、訓み下し文により引用する。

「初め病に中り、必ず身熱、頭痛の外、別に陽証あり。二三日乃至四五日に至り、却って身熱す。蓋し、熱気深まり、則ち方に能く厥を発し、須ちて二三日後にも在るべきなり。若し微かに厥し即ち発熱するは、熱微なるが故なり。其の脈沈伏と雖も、之を按ずれば、すなわち滑、裏に熱有りと為す。其の人、熱を畏れ、或いは水を飲み、或いは手を挙げ足を擲ち煩燥し、眠るを得ず、大便秘し、小便赤く、外証多く昏憒する者は、其れ熱厥と知るなり。白虎湯、承気湯の証に随って之を用う。……熱厥は須らく脈沈伏にして滑、頭上に汗あり、其の手冷えると雖も時に復って爪甲が温く、須らく便ち承気湯を用ひて之を下すべし。苟しくも忌むべからず」

ちなみに、熱厥に於ける手足の症候について諸家の見解を引用する。『証治要訣』[29]は〝白虎湯、或いは大承気湯の熱結、手足冷えると雖も指爪煖く、寒厥の若きは并に爪甲倶に冷えるなり〟と、『陰証略例』[30]は〝陽厥ならば、指爪、時に温かく、陰厥ならば指爪時時常に冷なり〟と説き、宇津木昆台[31]は〝手掌ヲ以テ手表ヲ貫クガ如シ〟と述べている。爪甲手掌の温感の確認は熱厥の診断には必須の所見である。

表6　白虎湯と承気湯類

腹満	承気湯：燥屎による。白虎湯類：鬱熱による。
自汗・汗出と譫語	
	白虎湯：自汗。白虎加人参湯；大汗出。
	大承気湯：濈然汗出。発熱汗出。汗出譫語。手足漐漐汗出。
	小承気湯：多汗、・・・大便燥。
熱状	承気湯：潮熱、悪熱　— 臟腑。
	白虎湯：身熱（周身熱）— 肌肉中。

〈筆者の見解〉

鬱熱により気血の循行が阻まれ熱が表に達せず、熱厥が生ずる。白虎湯と承気湯との各条文には表6のごとく類似症状が記載されているが、鬱熱の病態（表3）は異なる。現代医学的には、熱厥は体内深部の有熱病変に因り循環障害をきたし、体表に厥冷が現れる現象である。表に假寒、裏に身熱が在る病態（真熱假寒）は、すなわち伏在する鬱熱（邪熱の侵入、宿食による病的発酵、代謝障害など）により、交感神経の緊張をきたし血流が阻碍されて発症する。

8　白虎湯、白虎加人参湯証の要約と運用の禁忌

a　白虎湯、白虎加人参湯証の要約

・四肢末端に及ぶ周身の熱状。燥屎のある潮熱・悪熱（承気湯類）との鑑別を要する。
・脈滑であるが、ときに熱が表に及び浮を帯びる脈状もある。
・渇、大汗出・汗出、小便利ならば白虎湯類である。これに反し、渇、大汗出・汗出、小便不利ならば五苓散。渇、頭汗出、身無汗、小便不利ならば茵蔯蒿湯である。99条小柴胡湯の渇も考慮すべきである。
・熱厥（四肢厥冷）が現れ陰病との鑑別困難な病態が現れる場合もある。脈候、舌候、爪甲・手掌を精診すべきである。
・舌苔：厚白苔（餅米を塗った厚化粧、霜柱が立つような白苔）である。

b　運用の禁忌

168条には「若吐若下後、不解」、170条には「表不解、不可與白虎湯」とあり、三陽の合病を説く219条には誤治として「発汗則譫言、下之則額上生、手足逆冷」と記載されている。白虎湯、白虎加人参湯の運用には発汗、吐、下は小柴胡湯と同じく禁忌である。

9　白虎湯類の加味方と鑑別すべき薬方

『医経解惑論』[32]は、〝内熱に少陽病の燥熱を挟む者には小柴胡湯合白虎湯、……若し内熱の少陽に似たる者には白虎湯、竹葉石膏湯……以下略〟と述べているが、承気湯証と白虎湯証における鬱熱の違いについての解説はみられない。白虎湯と承気湯の病態をない交ぜにしているのではと思われる。内熱は筋肉中の熱結を、燥熱は熱により津液が欠乏して現れる熱証を言い、目赤、咽頭痛、耳鳴、鼻血、乾欬などが生じ、内熱少陽とは、小柴胡湯～白虎湯類における熱結（鬱熱）と考える。

・鑑別すべき薬方

小柴胡湯加石膏（舌候：わずかに濃い白苔、脈候：弦、往来寒熱、著しい口苦咽乾など）

小柴胡湯合白虎湯（二証に近似した併存証）

白虎湯合黄連解毒湯（黄連解毒湯ノ的症：日数ヲ経ルコト久シク……フビタル熱。皮膚枯燥。和田東郭）

竹葉石膏湯（白虎湯の虚証。津田玄仙）

柴胡桂枝乾姜湯加竹節人参、柴胡加茯苓牡蛎湯（宇津木昆台）

・『饗庭秘訣』に記述されている加味方

白虎湯加味　　麦門冬、黄芩、栝呂根、黄連

白虎加人参湯加味　　天花粉、葛根

10　白虎湯の臨床運用　近年の治験報告にみられた疾患

熱性疾患：インフルエンザ、COVID-19、肺炎、脳炎、麻疹、熱中症、盗汗、尿失禁（遺尿）

発疹：蕁麻疹、アトピー性皮膚炎、慢性湿疹
その他：バセドウ病、尿崩症、腎炎、糖尿病、夜尿症、顔面神経麻痺（高血圧症）、化膿性結膜炎、眩暈症、HRTの補助、シェーグレン症候群

11 現代医学における発熱とうつ熱の治療と漢方治療

現代生理学は、熱状を発病初期に積極的に働いて起こる〝発熱〟と体温調節不全による〝うつ熱〟とに区別し、前者には解熱剤は有効であるが後者には無効であり、唯一体を冷やすことしかない、と解説している。[33][34] また日本救急学会の熱中症診療ガイドライン2015[35]には、血管内冷却カテーテルを用いた深部冷却および水冷式体表冷却に関しては、現時点では充分な検討がなされていない、と記載されている。翻って漢方医学には、〝うつ熱〟すなわち鬱熱に適応する白虎湯、承気湯がある。ことに汗、吐、下が禁じられている白虎湯には、鬱熱の清熱作用があることを銘記し臨床に運用すべきである。近時、流行中のCOVID-19の治療中に、解熱鎮痛剤の投与によると思われる死亡例が報告されており、解熱剤の使用には極めて慎重を要する。この疾患の発病初期には大青竜湯、葛根湯や麻黄湯の石膏加味、桂枝二越婢一湯、柴葛解肌湯（浅田家）などが有効と思われるが、病半ばになり弛張熱、稽留熱が現れる少陽から陽明初期に至る過程、すなわち鬱熱が現れる病態には、小柴胡湯加石膏、小柴胡湯合白虎湯、白虎湯、白虎加人参湯、竹葉石膏湯などが適応する病態もある。

V まとめ

白虎湯と小柴胡湯との合方、白虎加人参湯単独投与、白虎加人参湯と小柴胡湯加石膏との併用について、提示例を礎に検討し、白虎湯類の鬱熱について考察した。

引用文献

（1）藤平健（講師）、中村謙介（編）：傷寒論演習、緑書房、Ｐ386～387、１９９７
（2）尾台榕堂：尾台榕堂全集６、井観医言、巻上、オリエント出版、Ｐ35、、１９９７
（3）宇津木昆台：古訓医伝（３）、近世漢方医学書集成26、名著出版、Ｐ169～173、１９８０
（4）山田業広：井見集附録、近世漢方治験選集13、名著出版、Ｐ61～62、１９８６
（5）寺澤捷年：井見集附録、原著 山田業精、あかし出版、Ｐ457、２０１６
（6）宇津木昆台：古訓医伝（２）、近世漢方医学書集成25、名著出版、Ｐ535、１９８０
（7）喜多村直寛：傷寒論疏義、近世漢方医学書集成89、名著出版、Ｐ544、１９８１
（8）宇津木昆台：古訓医伝（５）、近世漢方医学書集成28、名著出版、Ｐ114、１９８０
（9）宇津木昆台：古訓医伝（２）、近世漢方医学書集成25、名著出版、Ｐ600、１９８０
（10）多紀元堅：傷寒論述義、近世漢方医学書集成110、名著出版、Ｐ91、１９８３
（11）藤平健：傷寒論演習、編者 中村謙介、緑書房、Ｐ89、１９９７
（12）浅田宗伯：傷寒論識、近世漢方医学書集成97、名著出版、Ｐ391、１９８３
（13）森田幸門：傷寒論入門、森田漢方研究所、Ｐ241、１９７６
（14）龍野一雄：漢方医学大系⑨、漢方入門（二）、雄渾社、Ｐ３５６２、１９７８
（15）長沢元夫：康治本傷寒論の研究、健友館、Ｐ235～242、１９８２
（16）家本誠一：素問訳注、第2巻、医道の日本社、刺熱論、Ｐ249～250、痺論、Ｐ524、２００９
（17）王懐隠：太平聖恵方、治腎實瀉腎処方、人民衛生出版、Ｐ177～179、Ｐ875～881、１９８２
（18）奥田謙蔵：傷寒論講義、医道の日本社、Ｐ209、１９６３
（19）津田玄仙：百方口訣集一、日本漢方名医処方解説14、オリエント出版、Ｐ725、１９８９
（20）福田佳弘：大承気湯の「陽明少陽、必下利」を考える、漢方の臨床、67（９）、Ｐ892、２０２０
（21）兪根初 重訂、徐栄斉 原著：重訂通俗傷寒論、中国医薬出版、Ｐ66、２０１９
（22）中西深斎：傷寒論弁正、近世漢方医学書集成35、名著出版、Ｐ557、１９８１
（23）宇津木昆台：古訓医伝（５）、近世漢方医学書集成28、名著出版、Ｐ100、Ｐ114、１９８０
（24）津田玄仙：饗庭秘説、巻七、日本漢方名医処方解説10、オリエント出版、Ｐ782、１９８９

(25) 山田業広：経方弁、白虎湯白虎加人参湯辯、近世漢方医学書集成94、名著出版、P339～340、1982
(26) 奥田謙蔵：白虎湯及び白虎加人参湯に就いて、漢方と漢薬、第5巻、春陽堂書店、P1838、1977
(27) 張介賓：脈神章 中、景岳全書上冊、巻5、上海科学技術出版、P89、1989
(28) 朱肱 著、呉勉学 校：二十八 問手足逆冷、類証活人書、王肯堂彙輯 医統正脈全書（6）、新文豊出版、P4228、1975
(29) 戴原礼：証治要訣、巻二、王肯堂彙輯 医統正脈全書（15）、新文豊出版、P10409、1975
(30) 王好古：陰証略例、中国医薬科技出版、P55、2011
(31) 文献（3）
(32) 内藤希哲：医経解惑論、近世漢方医学書集成70、名著出版、P228、2003
(33) 監修 本郷利憲ほか、編集 小澤瀞司ほか：標準生理学・第6版、体温とその調節、医学書院、P839、2004
(34) 監修 小澤瀞司ほか、編集 本間研一ほか：標準生理学・第8版、体温とその調節、医学書院、P871～883、P1071、2015
(35) 日本救急学会：熱中症診療ガイドライン2015、日本救急医学会 熱中症に関する委員会、2015

補陰湯の運用について
八味丸との鑑別

高齢者の腰痛に頻用される八味丸に近似するのは補陰湯である。補陰湯は『万病回春』腰痛門の冒頭に掲げられているが、〝腎虚腰痛を治す〟とのみ記述である。大塚敬節氏は、〝八味丸の証と考えて効のないものに補陰湯を用い、補陰湯を用いて効のないものに八味丸を用いる〟との口訣[1]を遺している。本論では、補陰湯による慢性腰痛の治験例を礎に、八味丸証と比較検討し補陰湯証の病態考察を試みる。

Ⅰ 高齢者の慢性腰痛の概念

慢性腰痛は腎虚を主軸とした気血水の病態に風寒湿が関与した病態であるが、ことに高齢者では気血水の衰憊によるものと考えられる（図1）。

Ⅱ 出典の記載

『万病回春』の記述は次のごとくである。

治腎虚腰痛
当帰　白芍　生地黄　熟地黄　陳皮　茴香　破胡紙　牛膝　杜仲　茯苓各壱銭　人参五分　黄柏　知母各七分
甘草炙三分

Ⅲ 補陰湯の構成生薬

本方の構成生薬を薬能別に八味丸と比較すると、本方は四物湯去川芎に湿熱に対応すべき黄柏、知母、生地黄などに加えて、腎不足、腎虚を補う破胡紙、杜仲、牛膝、茴香と、脾胃を補う人参、甘草、陳皮、茯苓で構成されている。翻って八味丸の構成生薬は腎虚に対応すべき桂皮（『金匱要略』では桂枝である）、附子、山茱萸、山薬と利水薬である沢瀉、茯苓と乾血を解く牡丹皮、乾地黄である（図2）。

〈参〉乾血とは、長期に及ぶ瘀血の鬱滞により、鬱熱（虚火）が生ずる陳旧瘀血を指し、新血の生成が阻碍され、その結果、末梢の毛細血管が機能不全に陥る病態と考える。

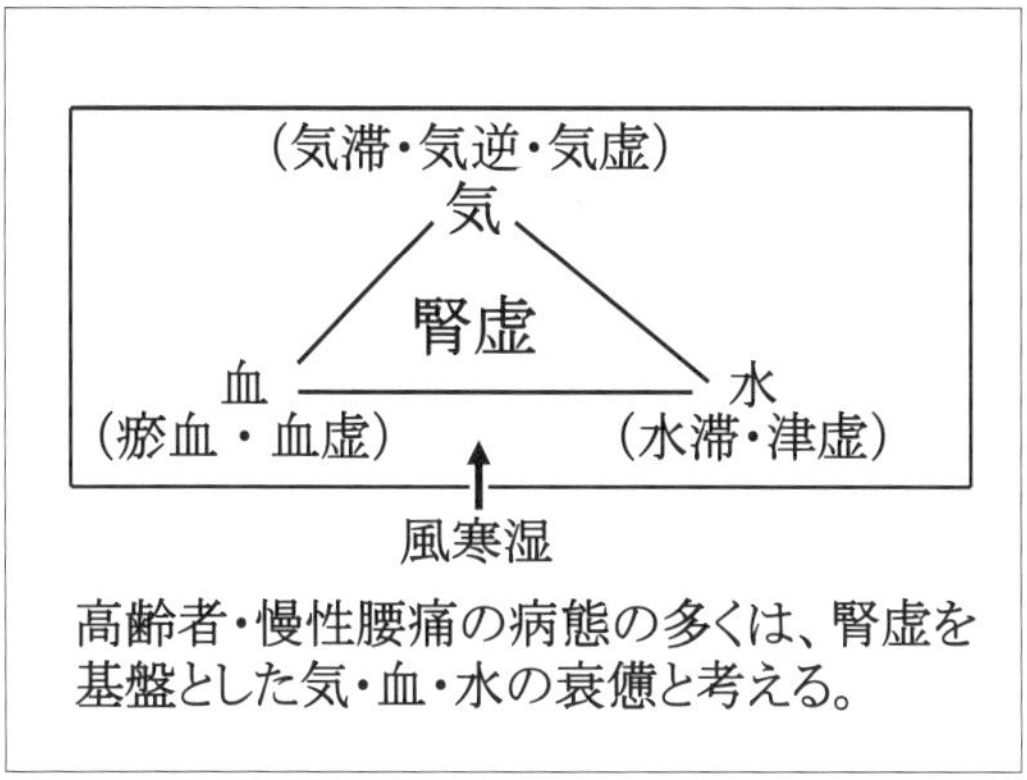
（気滞・気逆・気虚）
気
腎虚
血
（瘀血・血虚）
水
（水滞・津虚）
風寒湿
高齢者・慢性腰痛の病態の多くは、腎虚を基盤とした気・血・水の衰憊と考える。

図１　腰痛の病態

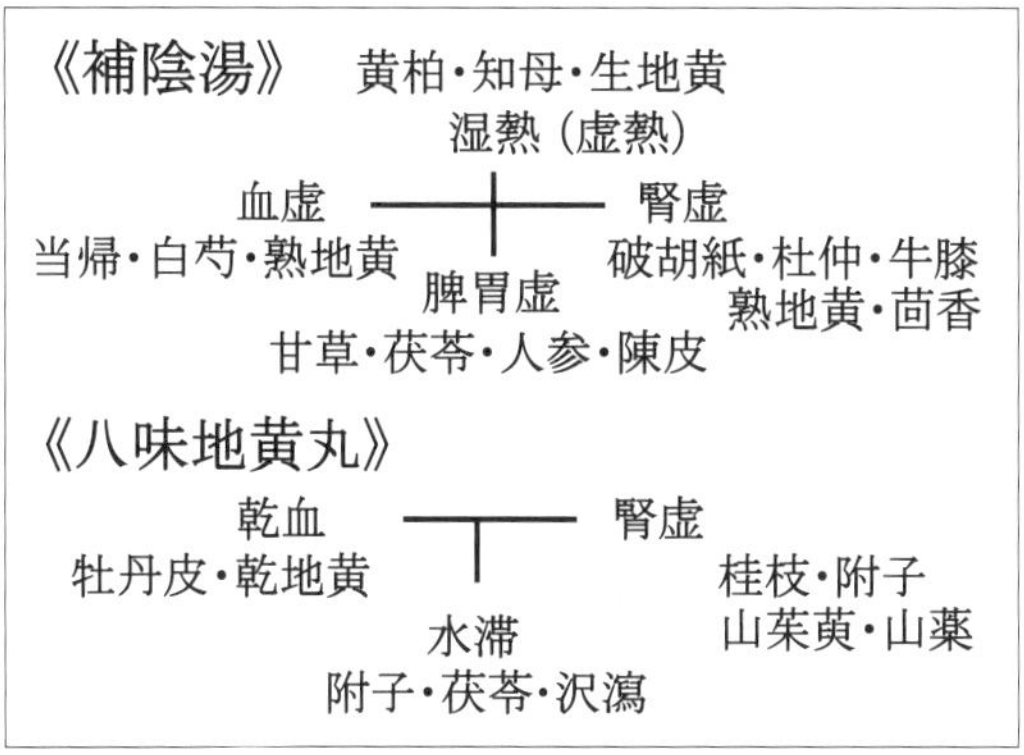
《補陰湯》
黄柏・知母・生地黄
湿熱（虚熱）
血虚
当帰・白芍・熟地黄
腎虚
破胡紙・杜仲・牛膝
熟地黄・茴香
脾胃虚
甘草・茯苓・人参・陳皮
《八味地黄丸》
乾血
牡丹皮・乾地黄
腎虚
桂枝・附子
山茱萸・山薬
水滞
附子・茯苓・沢瀉

図２　構成生薬による病態相異

Ⅳ 症例の検討

i 補陰湯服用期間

X年4月、5月の2カ月間、本方を3週間以上、継続服用し、症状の寛解が得られていた76例について検討した。服用期間は、1年以上が13例、6～11カ月間が22例である（表1）。

ii　**疾患別**

対象症例76例を表2に提示した。

iii　**年齢と性別**

性別では76例中、男性13例、女性63例で、82％は女性であり、95％が60歳以上の高齢者であり、84％の症例に加減方を用いた。加味した生薬はⅥ考察のii加減方に記述している（表3）。

iv　**症例に観られた共通の症候**

既往歴には胃弱が多く、自覚症候としては、口乾、尿量減少、やや濃縮尿、下痢・軟便傾向であった。舌候、腹候については、舌質は、やや淡紅色、紅舌であるがほとんどの症例に白色、ないしは淡黄色の厚い膩苔が認められた。舌下では舌下静脈は萎縮、あるいは膨化しており、血虚の病態が示唆された。また腹候では臍上部の水分穴の深部に微かな拍動と下腹部の軟弱が触知された。臍下不仁を明確に触知し得たのは21例であった。

表1　補陰湯服用期間

X年4月～5月

3週間以上服用し症状が緩解している76例

期間	症例数
5年以上	2
3～5年未満	4
1～3年未満	7
6～11か月	22
3～5か月	17
1～2か月	16
1か月未満	8

表2　疾　患

腰椎椎間板変性症 （腰部脊柱管狭窄を含む。）	55例
腰椎変性すべり症・分離すべり症	16例
骨粗鬆症による脊椎多発性圧迫骨折	4例
多発性骨髄腫	1例

表3　補陰湯投与例

症例を検討した期間

X年4月～5月

年齢＼性別	男	女
50～59	2	2
60～69	3	9
70～79	6	44
80～	2	8
計	13	63

補陰湯　12例　補陰湯加減　64例

V　症例の提示

【症　例】76歳の女性

【初　診】X年5月

【主　訴】腰痛、肩こり

【既往歴】生来胃弱で、高血圧、高脂血症を他医で治療中であった。

【現病歴】従来から腰痛があり、両下肢の倦怠感が著しく、近時膝関節の荷重痛も併発し歩行が困難であった。間欠跛行（＋）　持続歩行ca.200ｍ、起立保持はca.10分間程度可能。

【初診時の所見】

［自覚症状］　易疲労、掌蹠のほてり、両下肢の冷えなどがあり、起居動作に支障をきたしていた。食欲：普通、果物が好物。睡眠：多夢。大便：1行／日、普通便。小便：頻尿／日中、2回／夜間。

［他覚所見］　ＢＭＩ19。ＰＳＲ、ＡＳＲ：両側とも低下。脊椎背側屈曲の疼痛（－）。Kemp症候（－）。知覚障害（－）。腰椎Ｘ線像：Ｌ３／４、４／５、Ｌ５／Ｓ１高位の狭小化。ＡＢＩ（足関節上腕動脈比：標準値0.9～1.3）１・36。腰椎骨密度０・47／㎠、ＹＡＭ値42％。

［東洋医学的所見］　脈候：寸・弱遅、関・やや弦、尺・弱遅。舌候：厚い白膩苔、乾燥気味。舌下部・やや浮腫状、舌下静脈膨の膨化（血虚証）。腹候：腹力・軟、ことに下腹部は軟弱無力。心下痞硬（＋）、臍下不仁（＋）、臍上深部の動悸（＋）。

「処方」　補陰湯加附子去甘草

人参、白芍、熟・乾地黄、牛膝、陳皮、杜仲各2.0ｇ、当帰、茯苓各3.0ｇ、知母1.0ｇ、小茴香2.0ｇ、補骨脂2.0

g、ブシ末（調剤用）「ツムラ」1.0ｇ。

【経　過】　当院の外来通院中とX年６月～X＋１年４月、第１腰椎骨折により某病院に転医入院するまでの１年間、さらに退院時より同年９月に至るまで再び服用し経過は良好であった。

治療成績は日整会腰痛成績判定基準に従い判定した。

A　腰痛に関してb.時に軽い腰痛がある。（３→２）

B　下肢症状　a.下肢痛、しびれがない。（３→２）

C　歩行能力　b.500ｍ以上歩行可能。（３→２）

アラビア数字「３」は腰痛、下肢痛が無く、正常歩行を指す。

Ⅵ　考　察

ｉ　先人の意見

本方に関する先人の解説、報告例は少ない。

ａ　大抵腰痛は新旧総て腎虚を補い、兼ねて気血を補う。補陰湯　腎虚の腰痛を治す。痛み甚だ大なるものには、乳香、砂仁、沈香を加え芍薬、生地黄、陳皮を去る。(2)

ｂ　常々腰痛ヲ治ス。……腰痛スルノ法、補陰湯ヲ先トスルナリ。中略。温補温散宜シ。(3)

ｃ　腎虚ノ腰痛に用フ、夫モ燥火ノ症有ニハアルモニハヨイゾ。腎元ノ虚ニハ去知母・黄柏、加白朮・肉桂ヲ。(4)

ｄ　腰冷え痛み苓桂朮甘湯にて効なく皮膚枯燥し、弛緩性体質の腰痛に此方よく奏功す。……此方は腎虚による腰痛を治す、……六味丸ヲ兼用すれば更に効がある。(5)

本方の構成生薬には甘草が含まれているが、『千金翼方・要方』『外台秘要』『太平聖経方』に記載されている腎虚の薬方にはほとんど含まれていない。例えば、八味丸、六味丸とその加減方など。筆者の臨床経験を基に、白通湯と四逆湯の病態の相違を攷究し、甘草は腎陰の働きを抑制すると考えられ、脾胃の虚より腎虚を先治すべき病態と診れば去甘草としている。(6)

ii　**加減方**

筆者の加減方を列記する。

a　血虚が軽く気滞瘀血の傾向がある場合には、芍薬、地黄を去り、乳香、縮砂を加え、陳皮を去る。

b　湿熱が認められない場合には、知母、黄柏、生地黄を去り、桂皮、当帰、延胡索を加える。これは左記の薬方を典拠としたものである。

延胡索（行気止痛・袪風止痛）　当帰（活血・行気・止痛）　桂皮（温通経脈）以下の薬方は異名同方である。

舒筋散（『幼幼新書』、『世医得効方』）、如神湯（『婦人良方』）、三聖散（『経験良方』）

c　腎虚が重い場合には、杜仲を増量し続断、附子を加え、甘草を去る。

d　八味丸と人参湯の併用が薬効不十分か無効の場合には、本方の投与を試みる。

iii　**八味丸証と補陰湯証の鑑別**

平素みられる八味丸と補陰湯による76例の治験を基に、八味丸証と補陰湯証を水滞、湿熱、血虚、脾胃虚の各病態別に比較し表4に提示する。

表4　補陰湯証と八味丸証の鑑別

	補陰湯	八味丸
水滞	少ない	多い
湿熱（虚熱）	有り	無い
血虚	重い	軽い
脾胃虚	重い	軽い

Ⅶ　結　語

・補陰湯証は脾胃と腎の両虚を基礎病態とし血虚と湿熱（虚熱）が関わったものと考える。
・腹候は八味丸に近類している。
・湿熱の有無、腎虚、血虚の軽重により加減方を用いているが、腎虚が脾胃虚より重い病態には甘草を去っている。
・先人の口訣を鵜呑みにせず、その真意を攷究し、薬方を運用すべきである。

参考文献

（1）大塚敬節：症候による漢方診療の実際
（2）松田邦夫：万病回春解説、腰痛、創元社、Ｐ６２７１、１９９８
（3）曲直瀬道三：医療衆方規矩、腰痛門、燎原書店、Ｐ105、Ｐ209、１９８０
（4）名古屋玄医：医方規矩、腰痛、近世漢方医学書集成105、名著出版、Ｐ323、１９８４
（5）矢数道明：漢方後世方要方解説、医道の日本社、Ｐ32、１９７６
（6）福田佳弘：傷寒・金匱を学んで、少陰病・主薬方中における炙甘草の果たす役割について、医聖社、２０１５

真寒假熱について

緒　言

臨床経験の浅い漢方医は、ともすれば陰陽虚実を誤診し、病態を陰病の極地に陥らせ死に至らしめる場合がある。筆者も漢方を学び始めたころ、病態の誤診による壊病の対処に苦慮し、恩師藤平健先生に教えを請い窮地を脱したことは一度や二度ではない。ことに熱性疾患の経過中に見られる真寒假熱の病態把握は、生死に関わることである。先ず『傷寒論』中の真寒假熱に関する条文の要旨をはじめとし、論を進める。

Ⅰ　真寒假熱証

ⅰ．真寒假熱証とは、陽証によく似た陰病の証候、すなわち身体深部の陰寒

真寒が過盛となり、陽気を阻み上、外に向かわせ、假熱が現れる証候である。その極証として、外に假熱が現れるのが陰盛格陽、假熱が浮上するのが陰盛戴陽である。つまり陰陽が乖離し、相互の協調作用がなく、陰寒は極まり、陽気は上、外に隔絶され假熱が見られる証候である。条文としては四逆湯の内寒外熱（389）、通脈四逆湯の裏寒外熱（316、370）が挙げられる。ちなみに真熱假寒証は、陰証によく似た陽証の証候である。その極証の陽盛格陰は、熱が極まり邪が裏に深伏する故に、陽気は遏せられて透出できず、外に假寒が見られる現象、すなわち熱厥の白虎湯（350）である。上下、内外については次項に述べる。

〈参〉条文番号：宋版。格とは、至る、虚める、の意である。『諸橋・大漢和辞典』

ⅱ．『傷寒論』条文中の〝表裏、内外〟について

漢方医学には内外と表裏についての定説はない。先ず筆者が条文の解釈に拠り所としている奥田謙蔵氏、恩師藤平健先生の解説を紹介する。

奥田謙蔵氏は、その著『傷寒論梗概』(1)に次のように説いている。

「表とは、外面の意で、深部の義である。身体に於ける最浅の部位、即ち皮膚表面の辺りを指して、仮に之を表と謂ふ。表は又、時として肌と称する。裏とは内面の意で、浅部に対する最深の部位、即ち消化管を指して、假に之を裏と謂ふ。裏は時として胃（消化管）と称する。内とは、外に対して呼ぶ辞で、その意義は略ぼ裏に似ている。唯だ裏はその指ざす所が狭く、外は其の指す所が広い」と。

藤平健先生(2)は、奥田謙蔵氏の論述を踏まえて、少陽病期の治療原則を礎に、内外について述べている。その概要を引用する。

「疾病の流れにしたがって諸症状が発現する部位は、表、表裏間、裏の順序である。少陽病位は移行期であって、幅がある。だから一律に一つだけの治療原則をあてはめられない。表に近い所に位する薬方証の場合には表の治法に、裏に近い所に位する薬方の場合には裏に準じた治方に、表裏の中間に位置する小柴胡湯証では、少陽独特の清解という治方にそれぞれ従う。具体的には、104柴胡加芒硝湯条、146柴胡桂枝湯条、164大黄黄連瀉心湯の三か条に各治方が記載されている。各薬方証は併病の治法（先表後裏）を規範とし、146条は小柴胡湯証と桂枝湯証の併存であるが、先表後裏ではなく合法としての治法、164条の桂枝湯証と大黄黄連瀉心湯証との併存には、先表後裏の治方に従い、先に表の桂枝湯、後に裏（陽明病）に近い大黄黄連瀉心湯が投与され、104条の小柴胡湯と柴胡加芒硝湯の二証の併存は同一病位であり、併病に準じて先に小柴胡湯、後に柴胡加芒硝湯による治法が記載さ

れている。少陽病期では、小柴胡湯証は表裏の中間に位し、表を含めて外側に属する部位を外とし、裏を含めて内側に属する部位を内としている。したがって『傷寒論』で云っている内外という部位は流動的であって固定したものではない」（図１）

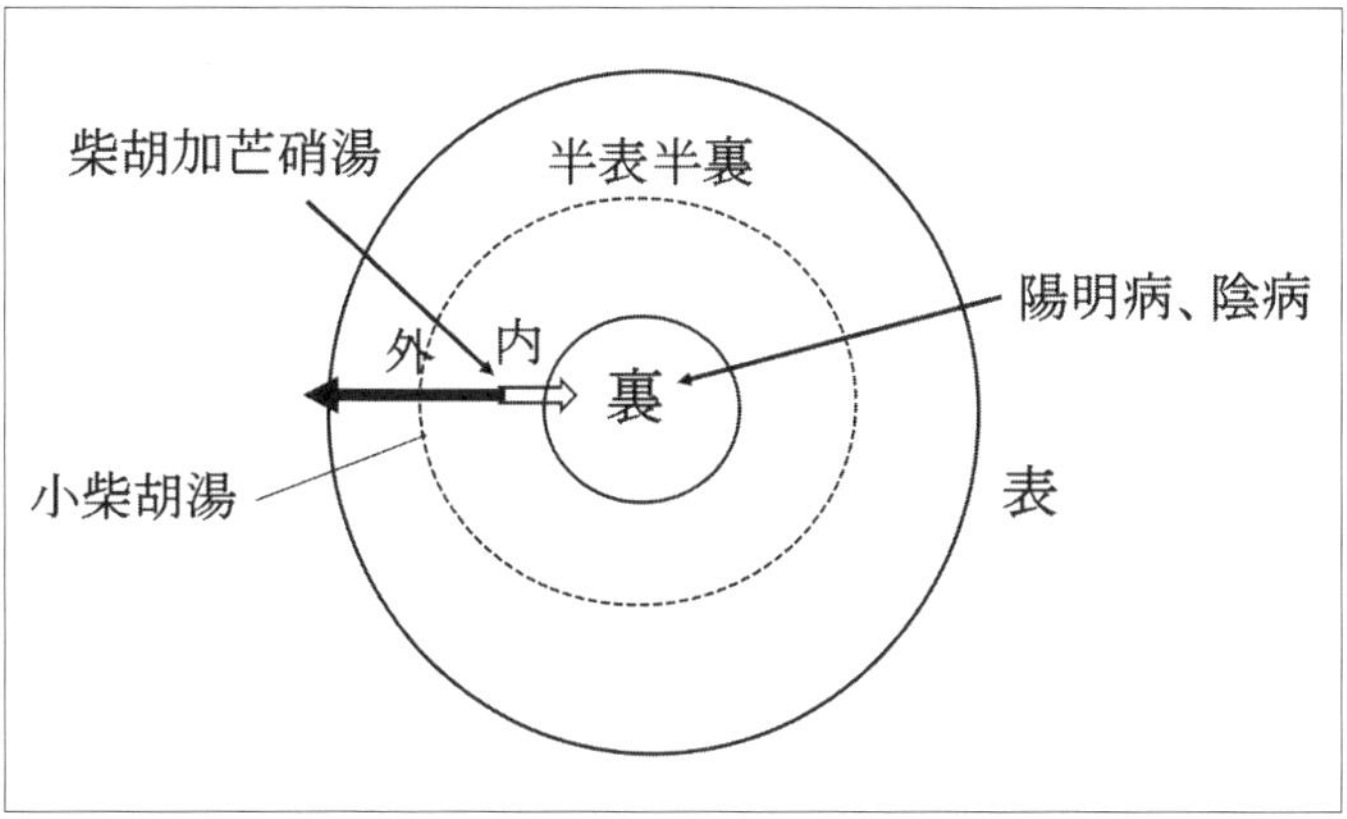

図１　半表半裏の図示（藤平健）

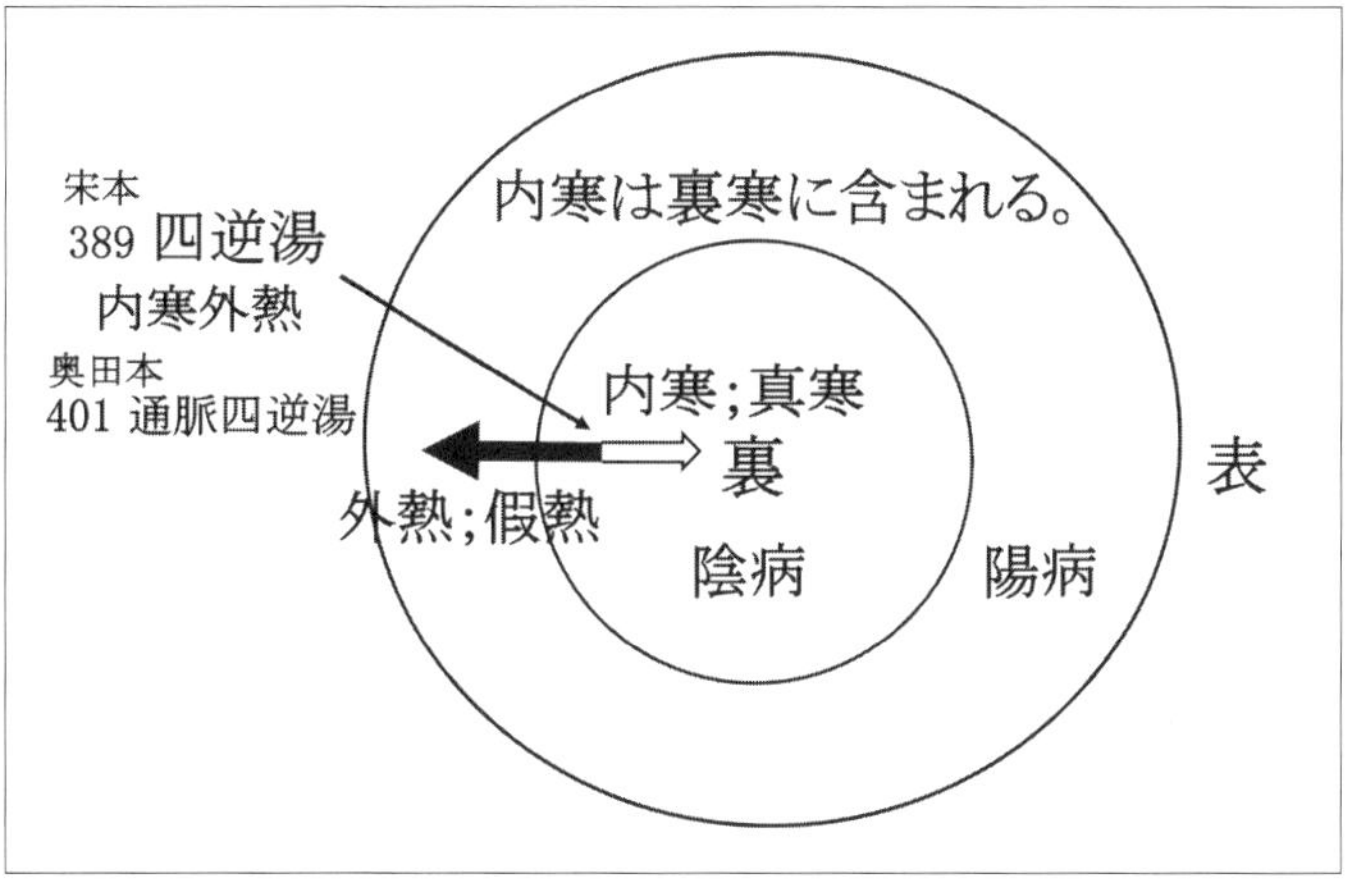

図２　内寒外熱の図示（福田佳弘）

概して身体を区分する表、半表半裏、裏について、半表とは表の一部分、すなわち表の深部を指し、半裏とは裏の外側、すなわち裏に至らない部位を指す。内外とは、ある薬方証の病位を基点とし、その外側を外、内側を内とする。したがって内外は恩師が説くように、陰病、陽病の病位にかかわらず流動的である。

筆者は、後述する389四逆湯条の「内寒外熱」の内外を、恩師の述べる概念を基にし、少陰病、厥陰病期における証候の病位を基点とし内側を内証、外側を外証と理解している。多くの先達は317条の「裏寒外熱」の裏寒は「下利清穀」、「手足厥逆」、「脈微欲絶」を、外熱は「身反不悪寒、其人面色赤」を指すと解説している。陰病における内外について、長沢元夫氏の解説(3)を要約し引用する。

「317条は、〝少陰病、下利清穀、裏寒外熱〟ですべてが表現されている。下利そのものは内寒に属す。そして〝手足厥冷、脈微欲絶〟は裏寒の症状、〝身反不悪寒、面赤色〟は外熱の症状ある。したがって〝少陰病、下利清穀、裏寒外熱〟は内寒による下利清穀に裏寒と外熱が加ったものである。内寒と裏寒と外熱が揃ったものが少陰病の激証すなわち厥陰病である」

この論旨には、389条の「内寒外熱」の内外の意義、すなわち内寒と裏寒との違いが説かれていない。筆者は、陰病における内寒は、図2のように裏寒に包含されていると考える。

奥田氏は、「下利清穀」を〝下利と清穀二証なり〟と解説している。「清穀」の清は圊《かわや》の意、穀は食物で、〝清穀は完穀化せずして下に泄るるの謂〟と説き、「下利。清穀」と訓じている。ちなみに四逆湯証にも軽重があり、条文には下利、下利清穀と記載されている。したがって、317条 通脈四逆湯証は「少陰病、下利清穀」の四逆湯証の激証に、寒による極証「手足厥逆、脈微欲絶」と「身反不悪寒、其人面色赤」の假熱の証候が加わったものである。

〈参〉317条少陰病、**下利清穀、裏寒外熱**、手足厥冷、脈微欲絶、身反不悪寒、其人面色 赤。中略。通脈四逆湯主之。
389条既吐且利、小便復利而大汗出、**下利清穀**、**内寒外**熱、脈微欲絶者、四逆湯主之。

iii. 真寒假熱証における陰盛格陽と陰盛戴陽について

格陽という辞句は『傷寒論』には記載されていない。『中医大辞典』第2版は、素問に基づき、次のように解説している。

「格陽とは、陽盛は已に極まり、陰気と相交わること能わざるが故に、三陽経に気血が盈溢し三陰に格拒す」と説き、「戴陽とは、面顴は化粧の如く淡紅色を呈し、下は真寒、上は假熱にして危重の証候なり。多くは下元の虚衰により真陽は浮越を致す所」

〈**意訳**〉格陽とは、陰陽が乖離し相互協調作用がなく、陰寒は内盛し虚陽が外に隔絶されている証候である。戴陽とは、内は真寒で假熱が浮越し、陰陽が乖離している証候である。臨床的には、身体深部の真寒に因り、上外に假熱が現れる証候である。要約すれば戴陽は上熱下寒、格陽は内寒外熱の意である。戴陽の辞句は、後人の説と言われる366条中にみられる。

366下利脈沈而遅、其人少面赤、身有微熱、下利清穀者、必鬱冒汗出而解、病人必微厥、所以然其面戴陽、下虚故也。

「下利、脈沈而遅」は四逆湯証、「其人面赤、身有微熱、下利清穀者」は通脈四逆湯証であり、「必鬱冒、汗出而解、病人必微厥」は服用後の証候である。「汗出而解、病人必微厥」は370通脈四逆湯条の「汗出而厥者」とは同意であり、「其人面赤」とは、假熱の浮越、すなわち頬は淡江色を程し、熱情は自覚されることが少なく、さらに「下虚」とあり文意は上熱下寒を指し、真寒假熱である。

Ⅱ　真寒假熱を説く条文

ⅰ．61　下之後、復発汗、昼日煩燥不得眠、夜而安静、不嘔、不渇、脈沈微、身無大熱、乾姜附子湯主之

「下之後、復発汗」は太陽と陽明の併病の治法、治の先後を誤り壊病に陥ったの意である。「不嘔」は少陽・柴胡の煩燥を、「不渇」は陽明・白虎を否定し、「脈沈微」は少陰証であり、「身無大熱」は体表に熱情は認められないが、わずかに微熱（假熱）が自覚される証候である。「昼日煩燥不得眠、夜而安静」は汗下により、当初の実熱が虚熱に転変した真寒假熱の証候である。この証候について奥田謙蔵氏(4)は〝汗下に因り病俄に少陰に転じ、其の余勢僅に陽位に及べる者〟と述べ真寒假熱証と解説している。山田正珍、喜多村直寛、藤平健の各氏も同じ意見を述べている。ところで本方の運用に参考とすべき大塚敬節氏の叙述(5)を紹介したい。

〈乾姜附子湯と四逆湯との鑑別〉について

〝乾姜附子湯は、元来、平素体質の強壮の人が一時の誤治のために、精気虚脱して少陰病に陥った場合であるから、急に乾姜附子湯を頓服せしめて、一時の急を救うのである。もし煩燥やむときなく、或いは嘔し、或いは表証があり、或いは脈洪大、実数、或いは身に大熱ある者にはこの湯の治すところではない。中略。回逆湯（四逆湯）類にあっては、陰極まって陽に似、虚極まって実に似るものがあり（317、370、389条）、このために、或いは渇し、或いは嘔し、或いは仮に表証を現わして、体表に假熱を見せ、或いは脈洪大となるものがある。乾姜附子湯証には、このようなことはない。甘草一味の有無ではあるが、その証は隔絶している〟（ ）補入。

また浅井貞庵(6)は、真武湯と四逆湯との相違について、次のような意見を述べている。

真武湯ノ場ニ四逆湯ヲ用ヒバ、水寒陽を格拒スルナリ。熱候ヲ上外に現スベシ。四逆湯ノ場ニ真武ヲ用ヒバ、胃陽愈衰テ時ヲ失フベシ。

意訳すれば、真武湯と四逆湯との相違は、炙甘草の有無である。すなわち炙甘草は前者には無く後者では君薬である。真武湯は逐水、津液の偏在の矯正を主り、四逆湯は津液の補充が主眼である。すなわち四逆湯に含まれる甘草は、真武湯の効能を妨げるからである(7)。

浅井、大塚両氏の〝炙甘草の有無による病態の相違〟についての口訣は臨床上、予後の良不に関わることである。先達の多くは、乾姜附子湯に炙甘草を加味にしたものが四逆湯であると述べているが、筆者は、乾姜附子湯加葱白が白通湯であり、甘草乾姜湯加附子が四逆湯と理解している。筆者の白通湯による多数の治験[8]では、白通湯証の「下利」「利不止」は昼日、ことに午前中に限られており、その現象は乾姜附子湯条の「昼日煩燥不得眠、夜而安静」と同義と考えられる。また『中医証候鑑別診断学』[9]は本方の臨床運用として次のように述べており、参考にすべきである。

〈訓読〉太陽陰盛虚陽上擾証（乾姜附子湯証）は太陽の壊病が少陰に転属する。……中略……陰寒は内盛し、虚陽上擾し而して煩燥不安を致し、陽気将に亡んとする恐れがある。本証は太陽病誤治の変証、同時に卒病中の胃脘痛、泄瀉、霍乱、中寒などの疾患中に見られる。若し胃脘痛があり、本証が出現すれば、その臨床症状は、甚だ忍び難く、或いは痛み刀割の如くが特徴である。乾姜附子湯を用い之を治すべきである。

ⅱ．81　太陽病発汗、汗出不解、其人仍発熱、心下悸、頭眩、身瞤動、身振振欲僻地、真武湯主之

本条で最も重要な辞句は「其人仍発熱」の「仍」の辞である。すなわち「発熱」は假熱を指し太陽の実熱から少陰の虚熱への転変を述べたものである。藤平健氏[10]はこの現象を〝熱のすりかわり現象〟と解説し、奥田謙蔵氏と共に真寒假熱と提唱している。恩師の論旨を引用する。

「大青竜湯、麻黄湯、葛根湯などによる発汗後、再発の恐れがあるときは桂枝湯が用いられる。薬力不足の場合、攻病能力より病毒優位になり正気劣位の〝病必不除〟に至り少陰病に陥る。則ち発汗によっても、益々体温上昇がみられる場合は、すでに少陰病期に陥っているのではないか」と。

我が国の先達で、ほぼ同じ見解を述べているのは白水田良、浅野元甫、和田東郭、中西深斎、原元隣の各氏である。李培生 主編『傷寒論』[11]は、〝「汗出不解」、「仍発熱」とは、汗出後に発熱は解せず、虚陽が外、表に浮くの反映であり、表証の熱に非ず〟と説き〝陽虚の地、即ち水邪散漫する処、故に四逆湯を用いず、真武湯を用ゆ〟と述べている。

つまり「虚陽が外、表に浮く反映」は真寒假熱を指している。

ⅲ．225　**脈浮而遅、表熱裏寒、手足厥冷、下利清穀者、四逆湯主之**

本条は陽明病篇に掲げられているが、四逆湯は少陰病に属す。「脈浮而遅」の「脈浮」は表熱、「而」は時間的経過を指し、「遅」は裏寒の謂である。すなわち「遅」は太陽篇の真武湯証のごとく、太陽・実熱より陽明の鬱熱を経ずして少陰・虚熱の四逆湯証に転変したものと考えられる。208条「陽明病、脈遅、雖汗出者、不悪寒者、中略、大承気湯主之」の「脈遅」は鬱熱の内壅による強い脈状であり、225条の「脈浮而遅」の「遅」はただちに裏寒に陥る脈状で弱く、手足厥冷、下利清穀に至る。したがって脈遅には病位において陰陽の違いがある。

ⅳ．**次に挙げる三か条はともに陰盛格陽に関するものであり、要めて舒述する。各条には下利清穀に引き続いて裏寒外熱、内寒外熱が記載されている辞句に着目すべきである。**

317条　少陰病、**下利清穀**、**裏寒外熱**、手足厥冷、脈微欲絶、身反不悪寒、其人面色赤。或腹痛、或乾嘔、或咽痛、或利止不脈出者、通脈四逆湯主之。

通脈四逆湯方　甘草二両　生附子大者一枚　乾姜三両

370条　**下利清穀**、**裏寒外熱**、汗出而厥者、通脈四逆湯主之。

389条　既吐且利、小便復利而大汗出、**下利清穀**、**内寒外熱**、脈微欲絶者、四逆湯主之。

四逆湯方　甘草二両　乾姜一両半　附子一枚生

下利清穀は裏寒外熱、内寒外熱に因る証候である。裏寒外熱、内寒外熱とは、裏寒あるいは内寒が極まり、外に虚熱が格拒される現象であり、陰盛格陽と同意である。317条では、其人面色赤」は外熱（假熱）を、「手足厥冷、下利清穀、脈微欲絶」は最深の裏寒を指す。370条の「汗出而厥」は脱汗を指し、下利清穀に因り津液を失い、さらに脱汗により、裏寒の極みに達する病態が説かれている。

389条の内外については項目1・ⅱに私見を述べた。森立之は〝小便復利は津液下脱なり、大汗出は津液外泄なり、脈微欲絶は陽気将に脱せんとす〟と説き、奥田謙蔵、大塚敬節の両氏は通脈四逆湯の主治であると述べており、内寒外熱と裏寒外熱とは、現象的には同義と考えられる。ちなみに森田幸門氏は裏寒外熱と内寒外熱の〝裏〟と〝内〟は消化管を、〝外〟は呼吸器、循環器、中枢神経系を指すと述べている。また317条には裏寒と假熱に因る症候が挙げられているが、370条には假熱に因る症候の記載はない。しかしその病態は317条よりさらに重いと考えられる。

Ⅲ　陽病の熱証より真寒假熱への転変を示唆する条文

38　大青竜湯条の文末、「若脈微弱、汗出悪風者、不可服之。服之則厥逆、筋惕肉瞤、此為逆也」の辞句である。先人の多くは、「若」の辞以下の証候は服後の例と述べているが山田正珍[12]は『傷寒論集成』に次にように論じている。「若し、其の脈微弱、汗出、悪風し、発熱し、煩燥し、身痛有りと雖も乃ち少陰亡陽の証、通脈四逆湯の裏寒外熱、呉茱萸の煩燥、附子湯の身痛と類して同じ。是れ皆真寒假熱の病なり」と。奥田氏は「若脈微弱」を服用の禁忌と論じ、以下の辞句は誤服、過服による症状と説く。「脈微弱」とは精気衰退の意、「汗出悪風者」は桂枝湯と説く先人がいるが、この辞句は少陰病の証候である。「若」は不定の辞であり、病態の推移を言い、〝しかるのち〟と訓ずれば、病態転変の機転を示唆し「脈微弱、汗出悪風」は太陽の表熱より少陰の虚熱に転変したものと考えられる。「厥逆」とは四肢厥冷の甚しき証候で通脈四逆湯証、「筋惕肉瞤」は附子湯証である。すなわち82条の真武湯証と同様に、太陽証から少陰、厥陰証へ転変する場合もあると考えられる。この経過は92条に類似する。

92　病、発熱頭痛、脈反沈、若不差、身体疼痛、当救其裏、宜四逆湯。

「病」の辞義は病位が定まっていないの意。「発熱頭痛」は脈浮であれば表証であるが「脈反沈」とあり陰病の証候である。「若不差」の「差」は違うの意であり、本条の「若」は38条の「若」と同意である。「発熱頭痛、脈反沈」に加えて「身体疼痛」とあり、専ら四逆湯類を用いて裏を救うべきである。すなわち真寒假熱証である。

Ⅳ　小　括

真寒假熱は225、317、370、389の各条に表熱裏寒、裏寒外熱、内寒外熱と記載されている。

61、82、92条には、真寒假熱の辞句は記載されていないが、各条の文意は真寒假熱である。真寒假熱の治法は、専ら裏寒の救急を目的としており、併病すなわち治の先後（内外）に基づく先急後緩の治法とは異なり鑑別を要する。

Ⅴ　真寒假熱の症例

症例1　『漫遊雑記』[13]の症例

〈概略〉門下生が流行性疾患に罹患。「発熱悪寒、頭項強ばり、脈洪数、心下痞鞕す」数日後、大便難により吐法を用いたが無効。「門下生自ら葛根湯加枳実湯を服用するも汗出流離の如し。脈数、心下痞塞益々甚しく大便下らず」「獨嘯庵　大承気湯を与えるも下らず、白茶と新汲水を服し、卒然として厥す。大便下ること三行、最後に血が混在す。数日後には意識がやや混濁するも狂の如くとなり、門下生の一人が白虎湯を与う。二貼服して後、卒かに四肢厥冷し、機転悉く絶つ。只心下に一寸微暖あり。門下生　熊胆を数回濯ぐも効なし。獨嘯庵は人参湯を指示し、「日暮れには人事快復す」に至った。　「　」訓読。

症例２　『医学救弊論』[14]の症例

一男子、年30ばかり。冬12月、頭痛、発熱、悪寒頗る甚し。医、麻黄湯を投ずること、日に十余貼。連日之を服す。汗出て疲徹て正気大いに衰え窪に上る能わず。余往きて之を診るに、脈大にして、舌上乾燥し煩渇引飲し、遺遺として汗出づ。白虎湯を投じ、煩渇頓に止むも正気益々衰へ、日ならずして死す。余意ふに此男、発汗過多にして亡陽の証為り。当に真武湯を用うべきを白虎湯を投ず。前医命を促し、我亦再び逓りて遂に之を殺す。因って深く之を悔い、臍を噬めども及ばず、痛心骨に徹し今に忘れず。（全文訓読）

症例３　藤平健先生の治験[15]

１カ月間も40℃近くの発熱が続いていた婦人であった。挨拶をしてもツンとして全く挨拶も返さない。毛布から大腿を出し引っ込めようとしない。脈浮数、腹も割合フックラしていてそれほど力を失っていなかったが、転々反側していた。のどは乾き、汗は出ており、尿の出も悪くない。五苓散の煎液を与えた。服用後３時間後に意識不明となり、まもなく亡くなった。

症例４　筆者の既往（両親から聞いたエピソード）

筆者（A）は３歳、生来虚弱。姉（B）は５歳、平素健康であった。X年８月、２人して同日夕刻に発症。発熱（両者とも38～39℃）、繰り返し膿粘血便の下痢、嘔吐していた。午後10時頃近隣の某開業医が来診し、２人とも疫痢と診断された。Aの症状を診てなす術がないと言われた。Bは、回復の可能性ありと 診断され解熱剤が注射された。その後Bの病状は急変し約３時間後に死亡した。

症例5　大友一夫氏[16]の治験（1）

〈概略〉71歳、高血圧症を治療中であった。既往歴：脳血栓（69歳）。X年9月13日呼吸が苦しくなり、翌朝2時頃には呼吸困難に陥った。家人の介助により自家用車で来院。着院時所見として、額から躯幹、足に至る著しい冷汗、身体に高い熱感があり、口渇が強いが水より暖かいものを欲しがった。顔面蒼白でチアノーゼが見られ喘鳴を伴う起座呼吸をし、煩燥状態で掛け布団をはね除けていた。足には著しい冷感が触知された。肺野にラ音が聴取され、血圧170／100mmHg、脈拍数126／分であった。現代医学的には心不全、漢方医学的には真寒假熱と診断し、即刻フルセマイドとジギタリス製剤を筋注を指示し、次いで茯苓四逆湯を調剤し、病棟のコンロで煎じ上がるのを、気をもみながら待った。1日分の煎液を服用して10分もしない内に足は温まり、漸次冷感は止み、喘鳴も消失し、呼吸は穏やかになり入眠した。同日朝昼は同じ煎剤を投与、夕刻には木防已湯に転方し回復した。現代医学の薬剤投与は前夜の筋注のみで、その後退院するまで一度も使用する必要はなかった。

症例6　大友一夫氏の治験（2）

〈概略〉32歳の男性。既往歴に高血圧症、胃潰瘍（17歳）を患っていた。X年8月8日より同月25日まで腎不全により入院し腹膜灌流を受け、9月27日に再入院していた。同年12月10日、当直の夜、患者が苦しがって、意識状態がおかしいとの連絡があった。再入院時の血液所見は、BUN105mg／dL、CRE6.6mg／dL、尿酸20・0mg／dL、Na123mEq／L、K5.4mEq／L、Cl85mEq／Lであった。

当夜の症状。身の置き所なく苦しみ、病室を徘徊し、時に上腹部痛のため身を屈めていた。発汗著明。下痢（－）。口渇（卄）。便秘傾向。手足厥冷、背微悪寒が認められ、意識が朦朧としていた。脈：浮数弱。舌：深紅、苔なく乾いていた。白虎加人参湯証の厥と診て同方を投与。服用後、煩燥は治まり入眠した。翌日午後、病態は再び悪化し、深夜急変し32歳の若さで逝ったとの知らせがあった。

症例7　筆者の治験（1）

56歳の男性。身長152cm、体重55kg、BMI23・9。

主訴は発熱と下痢である。

既往歴は慢性アルコール性肝障害により熊胆を服用中であった。

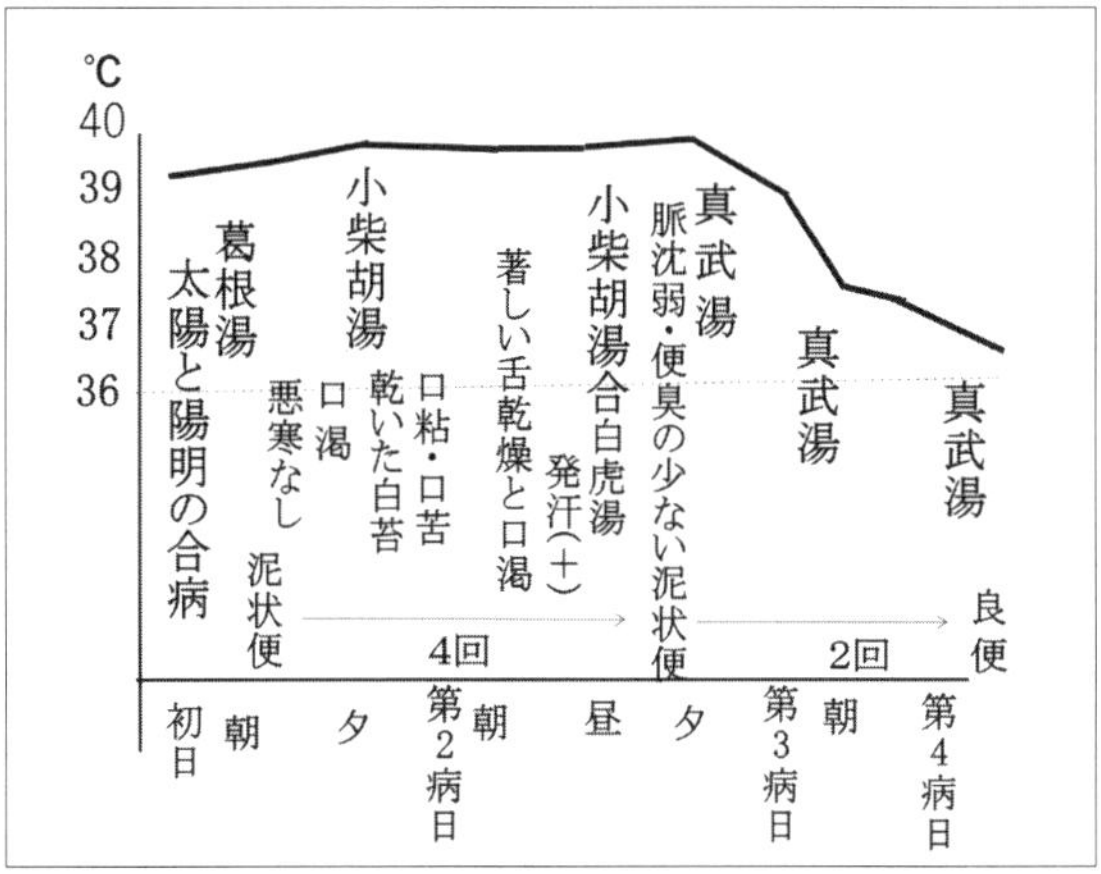

図3　症状経過（症例7）

X年5月小旅行から帰宅後、夜半に発熱（38℃）と嘔気で目覚め、暫くして下痢が始まった。その翌朝来院した。

全身倦怠は著しく、昨夕より泥状便を5～6回排泄していた。嘔気（－）、便臭（卄）、身体熱感の自覚（－）。顔面はやや紅潮し軽度の悪寒が認められた。

脈候：浮やや弱。**舌候**：淡白、乾燥した白厚膩苔が認められた。

腹候：腹力3／5、腹直筋（+）、按圧痛（－）、下腹部は軟弱であった。

血圧135／86mmHg、脈拍数85／分、体温38・9℃、血沈40／1時間、白血球数9600。

当日は太陽と陽明の合病と診断し葛根湯を投与。同日夕刻小柴胡湯に転方。翌朝小柴胡湯合白虎湯に転方するも解熱せず、脈沈弱、便臭の少ない泥状便を認め真武湯に転方。第4病日には解熱し良便を排出するに至った（図3）。

葛根湯：葛根8.0、麻黄4.0、生姜2.0、大棗4.0、桂枝3.0、白芍薬3.0、炙甘草2.0
小柴胡湯：柴胡7.0、半夏5.0、生姜1.0、黄芩3.0、大棗3.0、人参3.0、炙甘草2.0
小柴胡湯合白虎湯：柴胡7.0、半夏5.0、生姜1.0、黄芩3.0、大棗3.0、人参3.0、炙甘草2.0、知母5.0、粳米8.0、石膏15・0
真武湯：茯苓5.5、白芍薬5.5、生姜3.0、白朮3.0、炮附子3.0

症例8　筆者の治験（2）

44歳の男性。身長177㎝、体重60㎏、ＢＭＩ20・7。

主訴は下痢を伴う全身の寒気と顔面の淡紅色である。

既往歴には、特記すべき疾患はない。

現病歴は、Ｘ年6月中旬、上行結腸がんにより某大病院で、内視鏡による手術を受けた。術後は2週間に1回、2日間連続して抗癌剤の点滴静注を続け、静注後には全身に寒気を覚え嘔気を催していた。

抗癌剤による治療を開始して1カ月後に来院。貧血様顔貌。血圧115／56㎜Hg、脈拍数82／分。

脈候：弱、時に弦。**舌候**：淡白舌、舌背は全面に薄い白湿苔で被覆され、舌下静脈は望見不能であった。**腹候**：腹力3／5、腹筋の緊張は両側とも（＋）。

術後は泥状便であったが、週に2日間の抗癌剤の点滴静注を施行されて後、2〜3日間は水様便となり、全身に寒気を覚え毛布による保温が必要となっていた。その時、家人が病者の頬の淡紅色に気づいたが、熱情は自覚されていなかった。

通脈四逆湯加生姜と小半夏茯苓湯加伏竜肝の継続服用を指示した。その後、嘔気は消失し、寒気は緩和され、大便はほぼ有形の軟便となり経過観察中である。

通脈四逆湯加生姜：炙甘草3.0ｇ、乾姜4.0ｇ、生附子2.0ｇ、葱白（拇指大を2茎）

小半夏茯苓湯加伏竜肝：半夏６ｇ、ひね生姜８ｇ、茯苓５ｇ、伏竜肝（古い登り窯の壁土を代用）15ｇ

症例９　筆者の治験（３）

57歳の婦人。身長165㎝、体重55㎏、ＢＭＩ20・３。

主訴は全身倦怠感、口乾、不安感である。

既往歴は特に無い。

現病歴は平素健康であった。Ｘ年８月初旬、37℃前後の気温が続き疲労気味で、夕刻には37・２～37・４℃の微熱が続いていた。同月の中旬、家人がコロナに罹患し濃厚接触者として10日間の自宅療養を指示されていた。ＰＣＲ検査は陰性であったが精神的に不安となり自宅療養後に某医療機関を受診。諸検査に異常所見は認められず白虎加人参湯が投与された。だが症状の寛解が得られずその２日後に来院した。

発語に力がなく、頬は淡江色を呈していたが熱感は自覚されず、全身の悪風、四肢の冷え、倦怠感を訴え食欲は無く、口渇と自汗を訴えていた。

血圧110／67㎜Hg、脈拍数72／分。体温36・６℃。排尿：４～５回／日中、尿臭は不明、夜間尿なし。排便：泥状便、１～２回／日中、便臭は普通。

脈候：芤脈。**舌候**：淡白舌、舌背のほぼ全面は微白苔で被覆され、舌下静脈は萎縮していた。**腹候**：腹力３／５、腹筋の緊張はやや軟であり、その他の所見は認められなかった。

暑熱も考慮し茯苓四逆湯合生脈散を投与した。経過は良く、２週間後にはほぼ正常に復した。

茯苓四逆湯合生脈散：茯苓6.0、炙甘草3.0、乾姜2.0、人参2.0、五味子3.0、麦門冬10・0

考察

真寒假熱を詳論した文献は、猟渉したかぎりでは張介賓著『景岳全書』[17]を除いて未見である。『中医大辞典』第2版は、真寒假熱を陽に似た陰証、陰寒が内盛し外見は熱証の証候とし、陰寒が内盛し外に格陽を致す、と解説している。『葉氏批評　景岳全書』[18]も合わせ参考文献とした。

1.『景岳全書』寒熱真假篇

張介賓の論述をa、b、c、dに区分し訓読した。

（　）葉氏の批評。

a．寒熱に真假有るとは、陽に似る陰証、陰に似る陽証なり。蓋し陰極むれば反って能く躁熱し、乃ち内は寒え外は熱す、即ち真寒假熱なり。陽極むれば反って能く寒え厥す、乃ち内は熱し外は寒える、即ち真熱假寒なり。假熱は最も寒涼を忌み、假寒は最も温熱を忌む。此れを察する法は当に専ら脈の虚実強弱を以て主と為す。

假熱とは、水極みて火に似るなり。凡そ傷寒を病み、或いは雑証を患うは、其れ素禀にして虚寒、たまたま邪気を感じて然る者有り、労倦過ぎて致す者有り、酒色過ぎて致す者有り、七情過ぎて致す者あり、もともと火証に非ざるも寒涼の誤服により致す者有り。凡そ真熱は発熱に本ずく、而るに假熱も亦発熱なり。その証　則ち亦面赤く、躁煩を為し、亦大便不通（実熱）、小便赤澁（実熱）を為し、或いは気促、咽喉腫痛（邪火弁証大誤）を為し、或いは発熱を為し、脈は緊数（実熱）等の証を見わす。

〈辞句の意義〉

躁煩：煩は心熱、鬱煩をなし、躁は躁急、躁動をなす。先後の別あり。先に躁し後煩するを、総じて躁煩と称する。本証に虚実寒熱の分があり。外感熱病中に汗下を径ずして躁煩者の多くは実、汗下後の者の多くは虚である。（『傷寒明理論』成無已 撰）

小便赤渋：膀胱に熱邪が入り、排尿困難となり小便赤渋をきたす。

気促：呼吸促迫、多くは虚証である。

b．味《マイ》の者、之を見て便ち熱と認め、寒涼を妄投すれば咽を下し必ず斃す。身熱あると雖も裏寒格陽し、或いは虚陽斂らざること、多く有るを知らず。此の証、但その内傷は則ち口乾き渇すると雖も、必ず冷を喜ばず（不欲飲水、内無熱也）、即ち冷を喜ぶ者飲亦多からず。或いは大便不実、或いは、先鞕後溏、或いは小水清頻（以此弁之、白然不誤。今呉門習気、不察色弁症、浪投薬者居多）、或いは陰枯黄赤、或いは気短懶言、或いは色黯神倦、或いは狂の如く起倒し、しかれども之を禁ずれば則ち止み、自ら高きに登り罵詈する者とは自ら同じからず。此れ虚狂なり。或いは蚊の跡の如き癍にして浅紅細砕、自ら紫赤熱極まる者と同じからず。此れ假癍なり。

〈辞句の意義〉

味者：学識が浅く、臨床経験の少ない医師。くらい。おろか（愚）の意。『諸橋・大漢和辞典』

小水清頻：尿臭が無く澄み、頻尿である。

陰枯黄赤：皮膚が萎縮し陰証の黄疸のごとく焦黄赤色を呈する。

咽：飲みこむ。腹に収まる。

気短：小気・短気：呼吸が力なく浅い呼吸促拍、意気沮喪の意。

懶言：口数が少ない。

色黯神倦：顔色が陰気で暗く、精気がなく疲労している。

神：生命活動を維持する精気。

虚狂：一見、狂状の様子。

假癍：蚊の刺傷の跡のような紅、紫、あるいは黒い班に類似したもの。

葉氏の批評

「以此弁之、自然不誤。今呉門習気、不察色弁症、浪投薬者居多」

此を以て之を弁ずれば、おのずから誤りならず。いま呉（呉有可）の門（門下生）は、気（戻気）を習いて色を察せずして症を弁じ、浪《みだり》に投薬する者多し。（　）補入。

〈辞句の意義〉

呉：呉又可。

習：慣の意。

気：戻気：別称は癘《れい》気・瘟気・疫癘である。すなわち強烈な伝染性を持つ病邪の意。

〝戻気〟とは、「これにはすべての温疫病と一部の外科系感染症を引き起こす病因が含まれている。故に人は長期に亘る干ばつ・酷暑、水害などの自然界の気候異常が、このように強烈な発病邪気を発生させ、人がこれを感受すると疫病の流行を引き起こすと考えていた」（『中医基本用語辞典』、東洋学術出版、２００６）

c．凡そ假熱の脈、必ず沈細遅弱、或いは浮大、緊数と雖も無力無神。此れ乃ち熱（假熱）は皮膚に在り、寒は臓腑にあり、所謂悪熱の熱に非ず、実に陰証なり。凡そ此れ見て、内頽、内因等証にして、但邪を攻めるのみと知れば則ち死せざること有るは無し。急に当に四逆、八味、理陰煎、回陽飲の類を以て附子を倍加し真陽を填補し引火を以て源に帰すべし（此虚則有之為寒而用熱薬尚有誤処）。但元気のみ漸く復せしめば則ち熱は蔵に退き病自ら愈ゆ。中略。身熱脈数を見ても、之を按じて鼓撃せずば此れ皆陰盛格陽、即ち熱に非らざるなり。

葉氏の批評

「此虚則有之為寒而用熱薬尚有誤処」

此れ虚すれば則ち之を寒と為し、熱薬を用いるは尚誤る処有り。

〈辞句の意義〉

無力：体力がない。

無神：生命活動を維持する精気がない。

真陽：腎陽、真火。

内頽：「内」はひそかに「頽」は衰える、の意。

内困：ひそかに悩む。

引火帰源：腎火上昇の治法。腎火上昇に因る上熱下冷の諸侯は、面色浮紅、舌質嫩紅、頭暈耳鳴、腰酸腿軟、両足冷などである。附子、肉桂により引火を下降し陰陽を調和し、虚火を昇らしめない（図4、『中医大辞典』第2版）。

d．仲景、少陰証の面赤を治する四逆湯加葱白を以て之を主る。東垣曰く、面赤目赤く煩燥、引飲し、脈七八に至り、之を按じて則ち散ずるは無根の火なり。図4姜附湯加人参を以て之を主る。外台秘要曰く、陰盛発躁を名づけて陰躁と曰い、井中に座さんと欲すは宜しく熱薬を以て之を治すべし。

〈辞句の意義〉

脈七八：七は七診、八は八裏脈を指す。

七診：『素問』三部九候論篇　第二十章　形肉已脱、九候雖調猶死。七診雖見、九候皆従者不死。

からだの肉が落ちて痩せ細ってしまっては、三部九候の脈が互いに調和していても予後不良となり死の転帰をとる。七つの重要な症状があっても三部九候の脈が順調で調和のとれているときは死なない（『素問訳注』第二巻、家本誠一、意訳）。

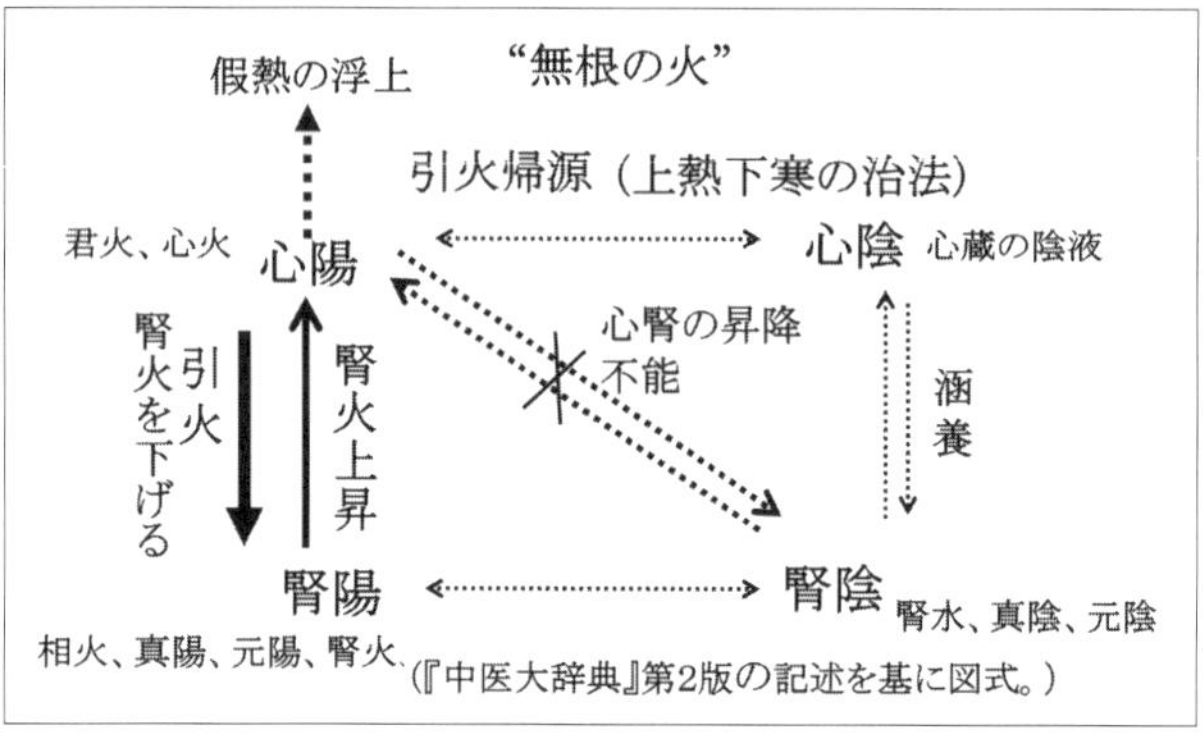

"無根の火"
假熱の浮上
引火帰源（上熱下寒の治法）
君火、心火
心陽
心陰
心蔵の陰液
引火
腎火を下げる
腎火上昇
心腎の昇降不能
涵養
腎陽
腎陰
相火、真陽、元陽、腎火
腎水、真陰、元陰
（『中医大辞典』第2版の記述を基に図式。）

図４　引火帰源

八裏脈：脈象分類の一つ。《脈決》二十四脈を七表、八裏、九道類と把握。八裏はすなわち微、沈、緩、渋、遅、伏、濡、弱」の八種の脈。

無根の火：引火帰源は腎火上昇を治する療法で、腎火の上昇を下げる。

図４（『中医大辞典』第２版）は此の記述を基に筆者の考えを図示したものである。

四逆湯加葱白：317条 小陰病、下利清穀、裏寒外熱、……中略……。身反不悪寒、其人面色赤。……中略……。通脈四逆湯主之。面色赤者、加葱白九茎。

姜附湯加人参：千金翼方・巻19。

姜附湯：温陽化飲、治痰飲吐水（生姜八両。生附子四両）。

外科枢要・巻四、姜附湯：能益気温陽（人参、炮附子各一両。乾姜、白朮、炮姜各五銭）。

陰盛発躁：陰盛格陽により引き起こされる。

陰躁：陰盛格陽（真寒假熱の極み）による。

以下の薬方の出典：『景岳全書』新方八陣

理陰煎：慈陰補血、温伝脾陽。治真陰虚弱。熟地黄、当帰、炙甘草、炮姜、或加肉桂……甚至再加附子。

回陽飲：四味回陽飲 治命門火衰陰中無陽者。人参、製附子、炙甘草、炮乾姜。

六味回陽飲：治陰陽将脱等証。人参、製附子、炮乾姜、熟地黄、当帰身、炙甘草、熟地黄。

2．要約と意訳

ｉ．寒熱の真假とは、陰に似る陽証、陽に似る陰証が現れる病態との謂である。真寒假熱の病因に7つの因子として、生来虚弱で虚寒証である人の傷寒、雑証の罹患、過度の労倦、酒色、長時間にわたる精神活動（喜、怒、憂、思、悲、怒、驚）による衰憊、陰病に属す者の誤診による寒涼剤の誤服などが挙げられている。躁煩、大便不通、小便赤渋、咽喉腫痛、発熱、脈の緊数などは葉氏が指摘しているように実熱証ではあるが、少陰病篇320～322条のように虚寒証に鬱熱証の併存す病態もある。すなわち四逆湯証を内証とし大承気湯証を外証とし、外を先に内を後にする場合である。したがって〝此れ虚すれば則ち之を寒として熱薬を用いるは尚誤まる処あり〟との葉氏の批評は、過言ではないかと思われる。また脈候の誤診により寒涼剤が妄投され死に至ることもある。真寒假熱の証候としては、大便不実、先鞕後溏、小水清頻、陰枯黄赤、気短懶言、色黯神倦、虚狂などが挙げられるが脈候が最も重要な証候である。具体的には、顔色は陰気で暗く、精気がなく疲労している。脈は沈細弱で力が無く、時に洪脈に近似する脈状が触知されるが按圧により消失する。（芤脈）口乾・口渇する場合もあるが冷たい飲食物は忌避され、下痢ことに水様便が多く便臭は少なく、排便時に先に硬便を、後に溏便（鶩鳥の便に似たどろどろの便）を排出することもあり、また頻尿で尿は澄み、皮膚は萎縮し陰証の黄疸のようで焦黄赤色を呈し、呼吸は浅く力が無く、頰は淡紅色を呈するが、熱情は少なく、あるいは自覚されず、口数が少ない（懶言）などの諸症状が見られる。

ii. 脈候について

脈は必ず沈細弱、あるいは浮大、洪大といえども脈力が無く、すなわち芤脈である。熱性疾患と誤診される場合が多々ある。脈候については後述するが、芤脈を陽病における洪脈と誤診すれば、死に至る場合が多い。

iii. 対応すべき薬方

此の熱は皮膚（外）に在り、寒は臓腑（内）にあり陽病の実熱ではなく、陰病の虚熱に属す。対応すべき薬方は四逆湯、八味丸、理陰煎、回陽飲などであり、附子を倍加して用いられる。少陰証の〝面赤〟に、張仲景は四逆湯加葱白、李東垣は乾姜附子湯加人参を挙げている。四逆湯加葱白と乾姜附子湯加人参については後述する。

（　）補入。

3. 提示症例の病態検討

症例1

発病初期は、〝発熱悪寒、頭項強ばり〟の葛根湯証、〝脈洪数、心下痞鞕〟の小柴胡湯加石膏、あるいは小柴胡湯合白虎湯証との二証併存の病態であったと思われる。だが吐法、葛根湯加枳実の服用により〝汗出流離の如し〟となり壊病に陥った。〝脈数、心下痞塞益々甚しく大便下らず〟に至り、253陽明病、発熱、汗多者、急下之、宜大承気湯、とあり、獨嘯庵は大承気湯を指示したと思われる。しかし効能無く、数日後には〝半ば狂の如く〟となり、病態は已に真寒假熱に転変したと推考される。門人が熱結に因る厥と誤診し白虎湯を与え却って四肢厥冷をきたした。獨嘯庵は温中散寒すべしと診て、人参湯を与え脾胃の機能を回復せしめ健康を取り戻した。筆者は温中散寒には人参湯より附子を加えた附子理中湯がより有効ではなかったと思われる。『大平恵民和剤局方』の附子理中湯には〝治胃冷弱、軆冷、微汗、手足厥冷、〟と記載されている。

症例2

某医による麻黄湯の過剰投与により脱汗し、正気が衰え、厠に上ることが出来ないほど衰え壊病に陥った。発汗過多（脱汗）による真武湯を用いるべき真寒假熱証を熱結の白虎湯証の厥と誤診し死に至らしめた。此れは陰病の芤脈を陽病の洪脈と誤診したものである。この症例に近似する大塚敬節氏[19]の貴重な治験がある。

〈大塚敬節氏の真寒假熱を真熱假寒と診断した症例〉

急性肺炎で高熱があり、数日間便秘している患者に調胃承気湯の少量を頓服で投与した。その夜十数回の下痢があった。翌朝往診。体温はかえって高く、40℃を越し、脈は乱れ、眼球は上転し、呼吸は促迫し重篤な様相を呈していた。驚いて真武湯を投与した。脈は整い、一般状態は好転し一命をとりとめた。

症例3

病態は陰盛格陽（真寒假熱：裏寒外熱の極み）の病態であったと推考される。すなわち陰陽が乖離し、陰寒が陽を格し内は真寒、外は假熱が見られる病態であった。すなわち一見五苓散証と思われたが〝挨拶をしてもツンとして全く挨拶も返さない。毛布から大腿を出し引っ込めようとせず、輾転反側していた。……中略……。藤平健氏は煩躁の極に気づかなかった。茯苓四逆湯を与えれば助かったのでは、と。四十数年まえのことで青さの真唯中で失敗した〟と述べていた。脈候の誤診により五苓散が投与され、津液の亡失をきたし、極めて高熱となり、下部脳幹（延髄、橋）の呼吸中枢が麻痺し死に至ったと考えられる。証候は、五苓散と四逆湯の併存証で先裏後表（先急後緩）の治法として、四逆湯類を先に投与すべき病態とは異なる。つまり陽病と陰病との併病ではなく、裏寒の極みの急救を専一とすべき病態であった。熱性疾患に頻用される五苓散の運用には、実に参考とすべき貴重な治験である。

症例4

脈候、腹候とも不詳であり、解熱剤注射後の病態推移は筆者の推考である。解熱剤の注射により体温が急激に低下し、生体防御機能が疲弊し、強い病毒により体温調節機能が不能となり呼吸中枢が麻痺するに至った。発熱当初は実熱であったが、赤痢菌の毒素により実熱は虚熱に転変し、真寒假熱すなわち陰盛格陽に陥った病態で、真武湯を投与すべきであったと思われる。

〈参〉疫痢とは、小児、とくに2〜6歳頃の幼児の赤痢で中毒症状を伴った重症型をいう。原因は赤痢菌の毒素による中毒症といわれ、症状は末梢循環障害と脳障害が主症状で、発熱、血性の嘔吐、膿粘血便、粘液を混じた下痢便があり、チアノーゼ、四肢が冷く、意識混濁を起こすに至る。

症例5

全身にわたる著しい冷汗、強い体熱感があるにもかかわらず、顔面蒼白、チアノーゼ、煩燥の他覚的所見に基づき真寒假熱と診なされ、茯苓四逆湯が投与されたのは鵠的を射抜く治療であった。大友一夫氏の考察〝フルセマイドを使用したにもかかわらず、その日の尿量は入院中のどの尿量より少なかった。この現象は利尿によって心不全が改善したと云う印象を弱めた。滂沱として流れる汗は、自ら治癒機転によるものではないかと思われた〟の記述に筆者は同意する。

症例6

白虎加人参湯の168条〝熱結在裏、表裏倶熱〟、白虎湯の350条〝脈渇而厥〟とあり、全身の肌肉にわたる熱結の変証として四肢厥冷がある。この熱結にみられる〝厥〟は、現代医学的には内分泌、自律神経、体神経の各系統の不調和によるものと考えられる。先人の治験録には、白虎加人参湯証より真武湯、四逆湯類証への転変が散見される。〝翌日の病態悪化〟は白虎加人参湯による熱結が転変し、正気の衰亡により通脈四逆湯証に陥ったが、たまたま著者が不在のため対応すべき処置がなされず、**症例2**と同様に死に至ったと思われる。すなわち〝病態悪化〟は〝真寒假熱〟証を起こす病態であったと考えられる。

症例7

発病当初は太陽と陽明との合病であったと思われた。臭気の強い泥状便の頻発は、病勢が急激に陽明初期に波及していたと推考される。概して葛根湯証の下痢は1～2回程度である。葛根湯投与後の証候には、陽明少陽の合病と診て大承気湯を投与すべきであった。誤診による小柴胡湯、小柴胡湯合白虎湯の投与により壊病に陥ち入り、〝真寒假熱〟が現れる真武湯証に転変したと考えられる。

症例8

抗癌剤投与により新陳代謝が低下し、体温調節機能の失調をきたし、深部体温は下降し腸内細菌はアンバランスとなり、腸胃の陽気は衰退し、嘔気、泥状便、水様便（完穀下利）を起こすに至った、すなわち真寒假熱証が見られる病態と推考される。Stage Ⅳの病態であり、向後の推移を見守りたい。

症例9

連日の炎暑により津液を消耗して精気は衰退し、無気力の様子であった。脈候、頬の淡紅色、全身の悪風、四肢の冷感などの症候を勘案し真寒假熱証と診断した。李東垣著『内外傷弁惑論』暑傷胃気論に記載されている生脈散の構成生薬は人参、麦門冬、五味子の三味であり、「人参は気を補し、麦門冬は熱を瀉し水の源を補し、五味子は（五行論の）燥金を静粛する」との薬能が記述されている。生脈散の効能は益気生津であり瀉熱の熱は虚火を指す。生脈散と四逆湯類との合方は、暑熱下の諸証候に適応すると考えられる。筆者はこの合方を虚弱の人、ことに高齢者の疲労困憊に多く用い治効を得ている。（　）補入。

〈小括〉　提示例に用いられた薬方は人参湯、真武湯、茯苓四逆湯、通脈四逆湯加生姜、茯苓四逆湯合生脈散である。**症例1、2**は真寒假熱の四肢厥冷を白虎湯条〝厥〟の誤診に因るものである。この証候診断には洪脈と芤脈との鑑別が必須である。すなわち白虎湯類の亡津液による〝厥〟と少陰の亡陽による〝裏寒〟の証候とは脈候が類似して誤診され易く、脈診には精診を要する。**症例3**は陰病の脈候と煩燥を五苓散証と誤診されたものであり、**症例4**は虚熱を実熱と誤診し解熱剤の注射によるものと考えられる。**症例7**は外感に起因し**症例5、6、8、9**は内傷である。

4．脈候に基づく虚実について

真寒假熱の病態診断には、先ず脈候に基ずく虚実の診断が必須である。

a．虚実について

先ず『景岳全書』傳忠録 虚実篇の解説を引用する。

〈訓読〉虚実に、有余不足が有るなり。表裏の虚実有り、臓腑の虚実あり、陰陽の虚実あり、凡そ外より入る病の多くは有余、内出の病の多くは実の不足を言う。邪気実すれば当に瀉すべし。虚は正気の虚するを言い、則ち当に補すべし。凡そ虚実を察せんと欲するとは、根本は攻補の宜しきか否かの如何のみ。夫れ疾病の実は固より慮うべし。而れども元気の虚は応に尤も甚なり。故に凡そ病を診るには、必ず当に先に元気を察するを主とし、而して後に疾病を求むべし。若し実なるに、誤れば補随して解救すべし。虚なるに誤りて攻むれば生きるべからず。然り、之を総ずるに、虚実の要を逃す莫れ。脈、如し脈に真に力あり、神有るは、方に是れ真実証、脈の力有るに似て神あるに似るは、便ち是れ假実証、いわんや脈の無力、無神は以て全て無力、全て無神の者に至るや。証に臨み萬此れを忽にすることなかれ。　迯：逃の俗字の意。

〈意訳〉病態の診断には、必ず先に元気を察して後に疾病を診断すべし、と述べている。若し実証を誤りて補せば、その状況に応じて救解し、虚を誤って攻めれば死に至る、と。したがって、虚実の鑑別はもっとも重要である。実証の脈は 脈に力がある。気力があり、脈力、気力が相似ているのは假実証であるが、まして脈力、気力が全く無いのは虚証の脈である。先ず元気の虚実を能く分別して後に病を診ることが必須である。

〈辞句の意義〉

神：生命の活動を維持する精気：気力。

元気：原気とは元陰の気、元陽の気を包括していう。先天の気から生じ、後天的に摂取された栄養により、育まれる。腎から発し臍下丹田に蔵され、三焦の通路を借りて全身にくまなくゆきわたり、臓腑など一切の組織器官の活動を推進する。（『中国漢方医語辞典』）

次いで塩田陳庵の虚実の解説[20]を引用する。

百病ノ診療ハ虚実ヲ弁別スルヲ以て第一ノ肝要トス。……中略……。医此虚実ニクラクシテ治方ヲ施ストキハ軽病ハ重病トナリ、重病ハ死ニ至ルナリ。タマタマ癒ルコトアルトモ偶中ト云ベシ。然レドモ此ノ虚実スルハ死生ノ決断根本ニシテ容易ナラズ。実中ニ虚アリ、虚中ニ実アリ。其軽病ニテハ医ノ心得違ヒニテ虚候ノ者エ石膏大黄ヲ飲マシメ、実候ノ者へ附子人参ヲ与エルコト有レドモ病ノ治セヌノミニテ格別倉卒ノ害モ無イコトアリ。其レ重病傷寒危篤ノ場ニテハ虚実一度誤レバ、薬一服ニテモ命期ヲ促スコトアリ、恐レザルベケンヤ。百病共ニ虚実ノ診察ハ腸胃中ニアリ。腸胃ノ虚実ハ飲食ト二便トヲ以テ察スベシ。

臨床経験に基づくこの記述中の〝重病傷寒危篤ノ場ニテハ虚実一度誤レバ、薬一服ニテモ命期ヲ促スコトアリ〟との警句は心に銘記すべきである。

b．洪脈と芤脈について

洪脈は陽病の実脈である。芤脈は陰病の虚脈である。『中国漢方医学用語辞典』には〝洪脈の打ち方は波が湧きたつようであり、来る脈は強く去る脈は弱い。ふつう熱邪が極めて盛んな場合に見れる。芤脈の打ち方は浮大で軟らかく、押すと葱をつまんだようで消失する〟と記載されている。柳谷清逸編著『先哲医談』には、蒼松館主人著『狎引狂歌教草』の「脈を知る狂歌」として次の詞で引用されている。

芤脈は、指にさわれど、中むなし。浮なるかたちは、葱に似る。洪脈は、ひろく大きく、指にみち、大いにおどり、広く来たるぞ。

このように洪脈と芤脈の辞義は理解されているが、臨床経験が浅ければ、両者は類似しており誤診され易い。殊に熱性疾患に於ける陰陽虚実の差は紙一重にあり、常に虚実の診断には、脈候を専一にし診断に努めなければならい。

5. 真寒假熱証に対応すべき薬方中の甘草の有無について

i. 真寒假熱証に対応すべき薬方

真寒假熱証に対応すべき薬方としては、提示例に用いられた人参湯、真武湯、四逆湯、茯苓四逆湯の他に、四逆加人参湯、通脈四逆湯、白通湯、乾姜附子湯、附子湯、呉茱萸湯なども挙げられる。また『景岳全書』は八味丸、理陰煎、回陽飲を挙げている。これらの薬方群を甘草の有無により分類すると、甘草が含まれるのは人参湯、四逆湯類、理陰煎、回陽飲である。

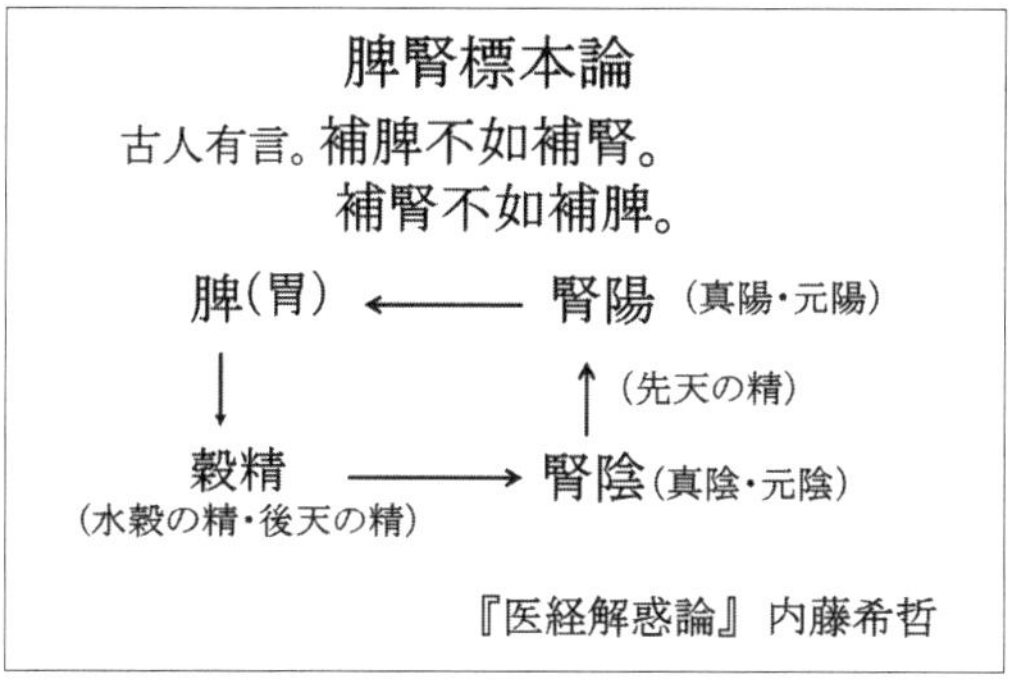
脾腎標本論
古人有言。補脾不如補腎。
補腎不如補脾。
脾（胃）
腎陽（真陽・元陽）
（先天の精）
穀精
（水穀の精・後天の精）
腎陰（真陰・元陰）
『医経解惑論』内藤希哲

図5　腎と脾胃の関係

内藤希哲[21]は、次のように脾胃と腎との相互関係を論じている。

「古人云く、〝補脾は補腎に如かず〟と、また云く、〝補腎は補脾に如かず〟と。二説相乖くが如きなれども各以ぶことあり。夫れ腎は精神（精気）の舎、生命の根たるは、其れ元陽（腎陽）にあるに以るなり。然り元陽は真陰（腎陰）に舎り、真陰は穀精より生じ、穀精は脾胃より生ず。……中略……。故に凡そ百病、脾胃虚するものは、腎虚すると雖もしばらく之を置き、先に脾胃を調へ、その力、飲食薬餌の運化を足し而して後に其の腎を補ふべし」と（図5）。

（ ）補入。

また項目Ⅱ・ⅰに掲示した浅井貞庵の口訣は、方剤中の甘草の有無に関する臨床的意義を述べたものである。その要旨は、陰寒による水滞を主病態とする真武湯証に四逆湯の投与は、真武湯には守胃作用は無く胃陽の衰退を招く。内藤希哲の論旨、浅井貞庵の口訣を勘案するに、真寒假熱証が現れる病態に対応すべき薬方として、甘草を含む薬方は補脾を先んじ、甘草を含まない薬方は補脾胃を先んずる。

ⅱ．項目Ⅲ・ⅰの四逆湯加葱白（張仲景）、姜附湯加人参（李東垣）について

「張仲景曰く、少陰証の面赤を治する四逆湯加葱白を以て之を主り、東垣曰く、面赤目赤く煩燥、引飲し、脈七八に至り、之を按じて則ち散ずるは無根の火（図４）なり、薑附湯加人参を以て之を主る」、と述べている。四逆湯加葱白は、『傷寒論』通脈四逆湯条に「面色赤者、加葱白九茎」と記載されている。葱白は『名医別録』に「益目精」とあり、『増訂本草備要』には「仲景白通湯、通脈四逆湯。下之以通脈回陽」と記載されている。姜附湯は『千金翼方』に記載されており、『傷寒論』の乾姜附子湯の乾姜を生姜に代えた薬方である。効能は「温陽化飲」とし、『外科枢要』では人参、炮附子、乾姜、白朮で構成され、効能は「能益気温陽」と記載されている。四逆湯と姜附湯との違いは甘草の有無により病態が異なっていることを認識すべきである。筆者は李東垣の説に賛意を表する。甘草の有無については、『傷寒・金匱を学んで[7]』を参照されたい。

結　語

真寒假熱は傷寒のみでなく、あらゆる内科的疾患、精神疾患、日常生活における精神的あるいは肉体的過労、生来虚弱者の感染症、寒凉剤の誤服による壊病など、また癌疾患など難治性疾患の治療中にも現れることを認識すべきである。

（1）真寒假熱は、極度の陰寒により陽気が外に隔絶され假熱が見られる証候である。一つは陰寒により陽気が

外に格拒される格陽と、いま一つは假熱が浮上する戴陽に分けられる。病理的には腸胃機能の衰退によるものと、「腎」の陰陽乖離によるものとが考えられる。

(2) 真寒假熱は概ね急性熱性疾患に見られるが、慢性疾患にも見られる。ことに熱性疾患では、真熱假寒証（実熱証の厥）と誤診され易く、洪脈と芤脈との鑑別が必須である。

(3) 真寒假熱の治法は、併病すなわち治の先後（内外）に基づく先急後緩の治法との鑑別を要する。

(4) 対応すべき薬方としては、主に乾姜附子湯、真武湯、附子湯、白通湯、四逆加人参湯、茯苓四逆湯、附子理中湯などであるが、時に人参湯、呉茱萸湯の場合もある。そして薬方中の甘草の有無による効能を会得し附子剤を運用すべきである。

参考文献

(1) 奥田謙蔵：傷寒論梗概、Ｐ４、東京漢方医学会、１９５４
(2) 藤平健：漢方臨床ノート論考篇、Ｐ70、創元社、１９８８
(3) 長沢元夫：康治本傷寒論の研究、Ｐ287、健友館、１９８２
康治本傷寒論　講義録⑤、Ｐ468、日本伝統医学協会、１９９１
(4) 奥田謙蔵：傷寒論講義、Ｐ78、医道の日本社、１９７６
(5) 大塚敬節：傷寒論解説、Ｐ258、創元社、１９７７
(6) 浅井貞庵：静観堂方考、日本漢方名医処方解説・古方系2、Ｐ876、オリエント出版、１９８９
(7) 福田佳弘：傷寒・金匱を学んで、Ｐ４、医聖社、２０１５
(8) 文献7
(9) 主篇単位 中国中医研究院：中医証候鑑別診断学、Ｐ409、人民衛生出版、１９９１
(10) 文献２、Ｐ31

(11) 李培生 主篇：傷寒論、P442、人民衛生出版、1985
(12) 山田正珍：近世漢方医学書集成74 傷寒論集成、P246、名著出版、1983
(13) 永富独嘯庵：漫遊雑記・巻上、二十、東都書林、1805
(14) 高橋敦之：医学救弊論 巻上・虚実疑似、三十二、獨断堂蔵版、1809
(15) 藤平健、編者 中村謙介：傷寒論演習、P639、緑書房、1997
(16) 大友一夫：厥逆二題、現代東洋医学6（1）、P110、1996
(17) 張介賓：景岳全書 巻一、P27、科学技術出版、1984
(18) 葉天士：葉氏批評 景岳全書 巻一、P9、広文書局、1982
(19) 大塚敬節：証候による漢方治療の実際、P294、南山堂、1972
(20) 塩田陳庵：陳庵医話 臨床和方治験撰集5、P306、オリエント出版、1997
(21) 内藤希哲：医経解或論 傷寒雑病類篇（1）、近世医学書集成70、P428、名著出版、1997

絵を描くには十のものを一つに見なければなりません。それと同時に一つを十に見ることをせねばなりません。前者は画架に対した時、重要な任務を致します。後者は画家平常の心懸けであります。

画家　中川一政

（この言葉を臨床診断に活かしています）

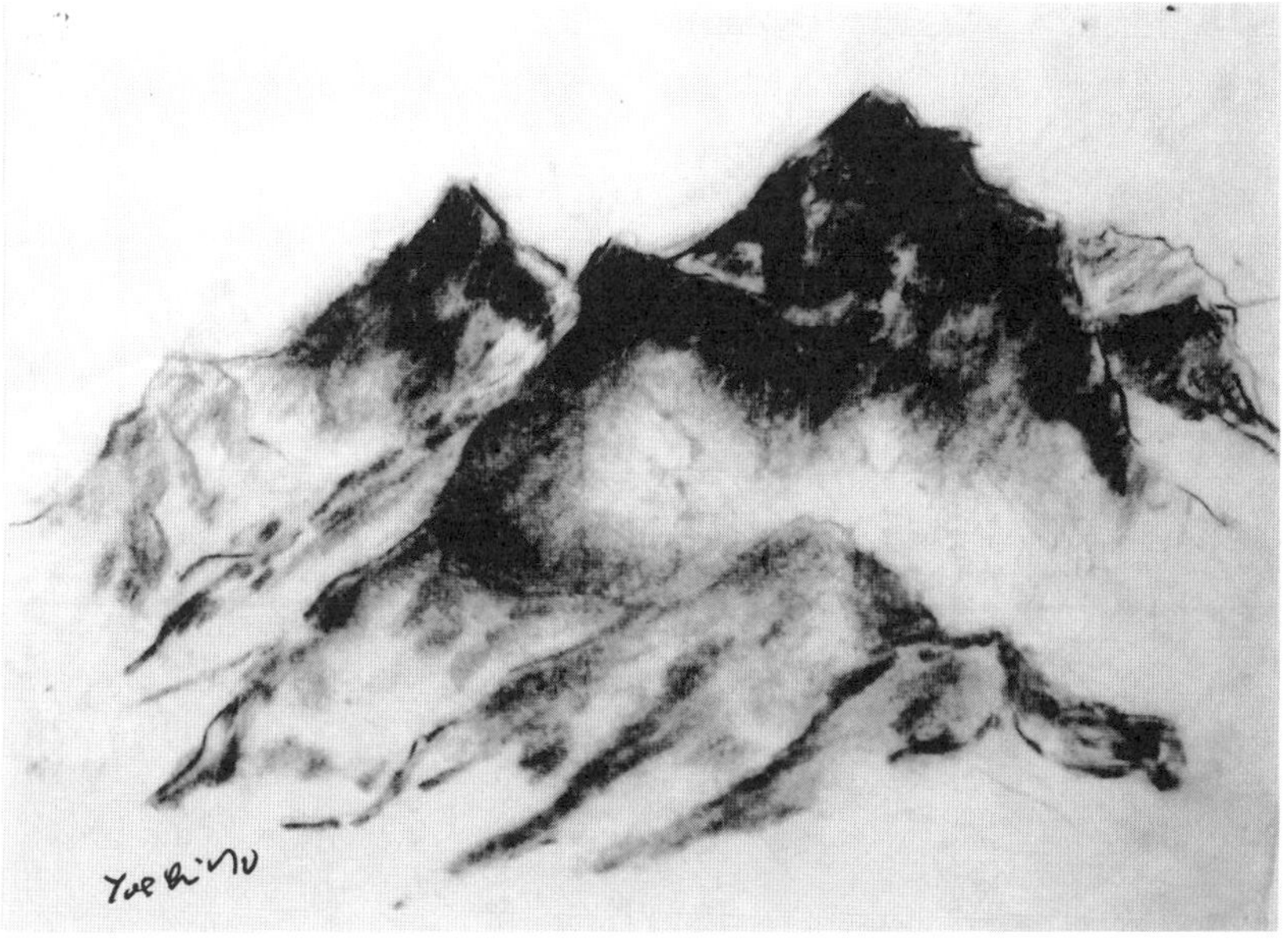

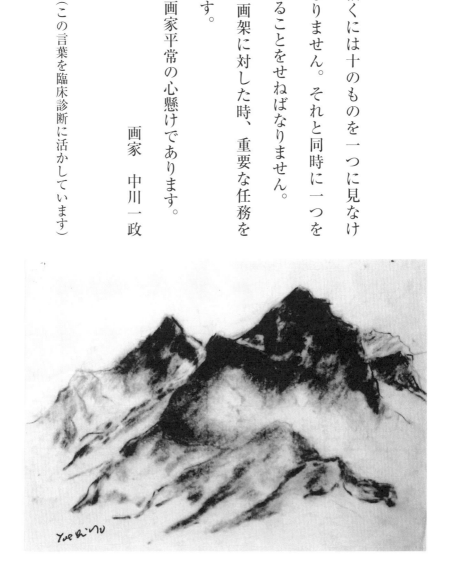

高齢者、虚弱者の〝夏バテ〟に有効な生脈散合四逆湯について

緒　言

令和四年の夏は、異常気象により例年にない酷暑が続き、体調を崩した人が多く来院した。概して五苓散、白虎加人参湯、竹葉石膏湯、清暑益気湯（『医学六要』張三錫）などにより対応が可能であった。しかし異常な倦怠感、易疲労、口乾・口渇、下痢に加えて、盛暑であるにもかかわらず四肢の冷感を訴え、脈候が無力・沈弱の患者に生脈散（人参、麦門冬、五味子）合四逆湯を投与し症状の寛解が得られた。文献を渉猟しても本方による報告は未見である。エアコンが整備された現今の生活様式を鑑みるに、本方は高齢者、虚弱者の中暑に対応すべき薬方の一つとして有効と考えられる。先ず症例を提示する。

1　生脈散合四逆湯の投与例

検討した症例はX年の６月初旬より９月下旬まで、生脈散合四逆湯により症状の寛解が得られた23例（女性21例、男性２例）である。年齢は34歳～90歳であるが、多くは60歳以上の高齢者である。生脈散合四逆湯は煎剤で投与した。

i．提示症例

【症例1】 女性、68歳

【主　訴】 全身倦怠、易疲労、口咽の乾き、四肢の冷感（時に火照る）

【既往歴】 慢性胃炎（セルベックス150mg／日、ラックビー顆粒N1％6g／日を服用中）

【現病歴】 6月中旬頃より午後から夕刻にかけ微熱が続き全身がけだるく活動意欲が全くない。多汗傾向が著しく衣服を着替えることがしばしばである。

【来院時の所見】 身長158cm、体重45kg、BMI18・0kg／m²。血圧100／75mmHg、脈拍82／分、体温37℃、SpO_2 96％。顔色に生気がなく、発語は少なく声はか細い。口咽が渇くが水を少し飲む程度であった。手足が冷え冷房を好まず、かと言って身体、ことに上半身は暑く、少し動くと汗を異常にかき、盗汗（＋）を訴えていた。排便：1行／日、軟便気味。排尿：5～6回／日中、尿量は少なく、夜間尿（－）。血液・尿検査：異常所見はない。**脈候**：無力、沈弱。**舌候**：舌体は痩せて淡白、舌背の中央部は稍乾性の薄い白苔で被覆され、舌下静脈は萎縮し望見不能であった。**腹候**：全体に軟弱無力で心下痞鞕が触知される他に特記すべき所見は認められなかった。

【経　過】 当初より生脈散合四逆湯を投与し、3カ月後には附子理中湯に転方した。その後は経過良好である。

【症例2】 女性、34歳

【主　訴】 全身倦怠、食欲不振

【既往歴】 26歳で結婚するも子宮内膜症により妊娠を諦めていたがX－2年、当院を受診。ピルの服用を中止。附子理中湯、当帰芍薬散丸（自家製）、当帰生姜羊肉湯の内服により体調が回復し第一子を出産した。生来虚弱であるが特記すべき疾患はない。

【現病歴】 7月初旬より身体がだるく、食欲が低下し、汗を異常にかく。口渇が著しくしばしば水を飲む。盗汗（＋）あり。

【来院時の所見】 身長157cm、体重42kg、BMI16・8kg／m²。血圧110／70mmHg、脈拍75／分、体温36℃、SpO_2 98％。日中は身体が気だるく多汗で、横臥していることが多く、頭重感（＋）を覚え、午後から夕刻にかけ微熱があり、冷房を入れると不快感を覚え四肢が異常に冷えていた。また夜間に時々咳嗽があり、口渇、咽燥により引飲し、食欲はなく果物を多食していた。排便：下痢傾向、1～2行／日。排尿：5～6回／日中、夜間尿はない。**脈候**：無力、沈弱。**舌候**：淡白舌、舌背の中央部に乾性の微白苔が認められた。舌下静脈は舌根部の一部が稍灰色がかった紫色を呈し萎縮していた。**腹候**：腹壁は軟弱無力。心下痞鞕（＋）の他に病的所見は認められなかった。

【経　過】 治療当初は四逆加人参湯を1週間投与したが薬効は少なく、生脈散との合方に転方した。諸症状は漸次快復し同年9月中旬まで服用した。その後は当帰芍散丸を常時服用し腹痛時に当帰生姜羊肉湯を頓服している。

【症例3】 女性、71歳

【主　訴】 便秘傾向、口渇、全身倦怠

【既往歴】 生来胃腸虚弱である。毎年夏は暑熱に弱く、身体の調子を崩し下痢が続く。

【現病歴】 易疲労（＋）。多汗（＋）。冷房がきくと気分が悪くなる。睡眠は浅く、午前中は身体が重く、午後に微熱感を覚え、何事もする気がしない。口渇が常にあり、ことに朝の起床時が著しい。睡眠中は綿製の靴下を着用している。

【来院時の所見】 身長152㎝、体重44㎏、BMI18・3㎏／㎡。血圧109／62㎜Hg、脈拍78／分、体温36・3℃、Sp$O_2$96％。**脈候**：沈弱細。**舌候**：淡白、瘦舌。舌背の中央部はわずかに白湿苔で被覆され、舌下静脈は望見不能であった。**腹候**：腹壁全体は軟弱、皮膚温は上腹部より下腹部が低く、他に病的所見は認められなかった。

【経　過】 治療当初は、生脈散合四逆湯を投与するも兎糞状の排便が続き、1週間後に大黄0.5gを追加した。治療を開始して6カ月後も服用中であるが、諸症状は消失し経過は良好である。

【症例4】 女性、61歳

【主　訴】 下痢、口渇、全身倦怠

【既往歴】 子宮筋腫により子宮を全摘出（47歳）。

【現病歴】 酷暑により体調を崩し、心身ともに疲れ易く、軟便、水様性下痢を繰り返していた。6月中旬、正常体温より高い気温が続き疲労困憊し、食欲不振となる。多汗で常に口渇を覚え、両下肢に冷感があり、冷房により痛み、靴下、いわゆるレッグウォーマーを着用している。

【来院時の所見】 身長150㎝、体重42㎏、BMI19・6㎏／㎡。血圧118／62㎜Hg、脈拍72／分、体温36・0℃、Sp$O_2$98％。**脈候**：沈弱細微。**舌候**：淡白舌。舌背部は無苔であるがわずかに湿潤していた。舌下静脈は望見不能であった。**腹候**：腹壁全体は軟弱で皮膚温は低く、臍上深部に動悸がわずかに触知された。

【経　過】 生脈散合茯苓四逆湯加当帰を当初より投与し、経過は良好で治療を開始して7カ月後も継続して服用中である。

【症例5】 女性、67歳

【主　訴】　全身倦怠、食欲不振

【既往歴】　X－11年より某大病院にてパーキンソン病を治療中である。メネシット(100)2錠／日、ドパゾール(200)1錠／日、トレリーフ(25)1錠／日を服用中。日常生活動作は可能である。

【現病歴】　6月下旬頃より全身が気だるく、食欲不振となり、某診療所を受診し清暑益気湯エキスを併服していた。8月初旬より多汗傾向となり、口乾が著しく常に少量の水を飲んでいる。

【来院時の所見】　身長156㎝、体重43㎏、BMI17・9㎏／㎡。血圧116／67㎜Hg、脈拍72／分、体温35・9℃、$SpO_2$96％。顔色に生気がなく、発語もか細く、動作は緩慢であった。身体が汗でじっとりと濡れていた。排尿：頻尿であるが尿量は少ない。夜間尿1回。排便：軟便～泥状便、1～2回／日。冷房を嫌うが日中の暑熱は耐え難いと訴えていた。**脈候**：無力、沈弱。**舌候**：淡白舌。舌背全体は乾性の白苔で被覆され、舌下静脈は望見不能であった。**腹候**：腹壁全体は軟弱無力で皮膚温は低く、臍上深部に動悸がわずかに触知された。

【経　過】　生脈散加黄耆合四逆湯を約2カ月間投与し症状の寛解がみられ、補中益気湯加麦門冬五味子附子に転方した。7カ月後も経過が良く同方をなお服用中である。

【症例6】　女性、61歳

【主　訴】　全身倦怠、口乾・咽乾

【既往歴】　関節リウマチにより当院で加療中で関節症状は安定していた。リウマトレックス(2)3錠、ベネット(17・5)1錠、プレドニン(1)3錠、フォリアミン(5)1錠、人参養栄湯エキス9gを服用していた。薬量／日である。

【現病歴】　7月初旬、連日の猛暑により行動意欲が低下し疲れ易く、屋内に居いても多汗で口がよく渇き、息遣いがせわしい。

【来院時の所見】 血圧107／55㎜Hg、脈拍82／分、体温37℃、SpO_2 98％。排尿：5～8回／日中、少量。排便：泥状便、昼夜を問わず2～3行／日。浅眠。**脈候**：無力、沈弱。**舌候**：淡白舌、舌背はやや乾燥白苔で被覆され、歯根がわずかに認められた。舌下静脈は望見不能であった。**腹候**：腹壁は全体に軟弱無力、やや弱い心下痞鞕が触知された。

【経　過】 抗リウマチ剤は併用とし、人参養栄湯エキスを生脈散合四逆湯に転方した。約1カ月後には症状は寛解したが本人が継続服用を希望し、治療を開始して7カ月後の現在なお服用中であり、心身共に安定している。

【提示症例に投与された薬方】 薬量単位：g（グラム）

生脈散合四逆湯：麦門冬6.0、人参6.0、五味子3.0、甘草3.0、乾姜2.0、炮附子2.0

四逆加人参湯：甘草3.0、乾姜2.0、炮附子2.0、人参2.0

当帰芍薬散丸：自家製。当帰0.8、川芎0.8、芍薬1.1、茯苓1.1、沢瀉1.1、白朮1.1、蜂蜜3.0

以上　丸薬として60丸、分3／日。

当帰生姜羊肉湯：当帰6.0、羊肉（冷凍マトン）15、生姜15

附子理中湯：人参3.0、炙甘草3.0、白朮3.0、乾姜3.0、炮附子2.0

生脈散加黄耆合四逆湯：右記の生脈散合四逆湯に黄耆5.0を加えた。

（李東垣は夏月に生脈散を服するときは黄耆、甘草を加え生脈保元湯と名づけた。炙甘草の脾胃の保水作用、黄耆の補気昇陽を目的としたものと考えられる）

補中益気湯加五味子麦門冬附子：人参4.0、白朮4.0、黄耆4.0、当帰3.0、陳皮2.0、大棗2.0、柴胡1.0、甘草1.5、乾姜

0.5、升麻0.5、麦門冬6.0、五味子6.0、炮附子2.0

小　察

いずれの症例も虚証に属し、舌下静脈の萎縮、望見不能により血虚が疑われ、全身倦怠、易疲労、異常な自汗、食欲不振、口渇・咽燥に加えて泥状便・水様便、脈候の無力、沈弱、沈細微、四肢の冷感などが認められた。症例4は情緒不安、貧血傾向が著しく茯苓四逆湯とし当帰を加えた。全症例とも心肺の機能が低下し、発汗により津液の喪失を来した病態にあったと考えられる。

考　察

1　生脈散について

i・生脈散の出典

『内外傷弁惑論』[1] 巻一の暑傷胃気論に次のような五行説を基にした論述が掲載されている。

・訓読

夫れ脾胃虚弱の人、六七月の霖雨に遭いて、諸々の物、皆潤い、人汗衣も沾《うるお》し、身重く短気なり。更に湿旺に遭いて熱を助け邪と為る。西北の二方寒清絶《つき》るなり。人重く之に感ずるは則ち骨乏して力無く、その形、夢寐の間の如く朦朧として煙霧中の如く、身の有る所を知らざるなり。聖人法を立て、夏月宜しく補うべきは、天真の元気を補い、熱火を補うに非らざるなり。夏に寒を食するは是れなり。故に人参の甘を以て気を補い、麦門冬の苦甘は熱を瀉し、水の源を補い、五味子の酸は燥金を清粛す。名づけて生脈散と曰う。孫真人云く、〝五月常に五味子を服し以て五蔵の気を補う〟は、亦此の意なり。〈参〉絶《つき》：つきる（水がなくなる）

・意訳

脾胃虚弱の人が六七月の霖雨《ながあめ》に遭い、もろもろの物が皆しめり、汗で衣服もぬれ、身体は重く、呼吸促迫するに至る。更に多湿により発汗機能が低下し身体に熱がこもり、熱邪が体内に生ずる。即ち五行説に基ずく西北の二方即ち火金の相剋により金は衰退し水が生ぜられぬようになる。『素問』の刺志論篇に「気虚して身熱するは、之を傷暑に得る」とあり、痿論篇に「大熱逢いて渇するときは則ち陽気は内を伐つ。伐つときは則ち熱腎に宿る。腎は水蔵なり。今、水に勝ざるときは則ち」と論じられている。言い換えれば、水の代謝を主る腎に熱がこもり水が熱に負け、骨髄は熱により消耗し痩せ衰え、身体の脱力を来たし、下肢は萎え起立することが出来ない骨痿となる。外見は、夢を見ているようにぼんやりとし、意識が朦朧として何処にいるか分からないような病状を呈する。夏期には元気（原気）を補うことを専一とし熱火（邪熱）を補うことは厳禁である。夏に冷たい物を食べるのはそのためである。それ故人参の甘により補気し、麦門冬の苦甘により邪熱を瀉して養胃生津し、五味子の酸は火に剋された津液を補い気血の虚している金を清める。孫真人（孫思邈）の云う、〝初夏に五味子の常服により、肺気を収斂し腎水を滋し、五蔵の気を補うことが必要である〟と。

〈参〉元気：原気とも言い、元陰（腎陰）の気と元陽（腎陽）の気を包括する（『中医大辞典』）。

ⅱ．本方出典の源について

本方の出典について、『勿誤薬室方函口訣』[2]に「此方世ニ千金方ヨリ出ルト称スレドモ確カナラズ。張潔古（李東垣の師）、李東垣ヨリ専ラ用始シナリ」との記述がみられる。『宋版・備急千金要方』、『宋版・新雕《ちょう》孫真人千金方』[3]、『古鈔本・真本千金方』のいずれにも、その記載はない。『外台秘要』傷寒煩渇方の一つに「療傷寒下後。除熱止渇。五味麦門冬湯方。麦門冬去心 五味子 人参 甘草炙 石膏砕各一両」との記載がある。生脈散の構成生薬は五味麦門冬湯去甘草石膏である。生脈散は東垣の「暑傷胃気論」の冒初に論じられている清暑益気湯に含まれているが、その薬方名は論説中にあるのみで、薬方名を挙げての論述はない。人参、五味子、麦門冬の各効能は五行説に基き説かれており、前漢の五行説全盛時代の創薬ではと筆者は推考する。

『方彙口訣』(4) 中暑の論述も五行説に基づくものである。

〝元ハ千金方ニ基ヒテ東垣カ骨折リ考ラレタル薬ナリ。暑気ニ中ルノデ無ク只暑熱ニ打タレテ元気ノ弱ハルノダ、夫レ故へ、……精気を滋シ真元ヲ養ヒ心ト肺トヲ潤スナリ。故ニ生脈ノ名モ命《ツク》ゾ。一体ガ内経ニモ、暑ハ気ヲ傷ルト有テ、人身ノ陽気元気ト云者ハ夏ノ暑熱ニハ疲レ弱ハル者ゾ。肺気衰ヘテ弱ル者ゾ。肺気衰ヘテ元気モ力無ク津液モ乾クコトゾ。故ニ此ノ三味ナガラ心肺ヲ潤ホシ締リヲ附ケテ津液ヲ補フコトゾ。五味子ハ肺ヲ潤シ抱ヘル効ゾ。中略。心ノ火ガ天地ノ火（宇宙の熱気）ニ助ケラレテ盛ンニ成ルト肺ノ気ガ乏ク弱ハル。肺ガ弱ルト腎水ノ母ノ弱リナリ。火剋金スレバ金生水ヲ得為《セ》ン様ニ成ル、故ニ麦門デ心肺ヲ潤シ、人参デ脾胃ヲ育テ、五味デ肺金ヲ抱カヘ火剋金セン様ニスル。スルト金生水ハ獨リ出来ルゾ。薬味ノ中ニ補腎ノコトは無ケレドモ自然トソウナル方考ニ此ノコト有テ、此処《ココ》ヲ治スルト自ト其処《ソコ》へ効《キク》ト云コトガ有ル者ナリ。故ニ此方ヲ潤補剤トスレバ俗ニ云気ヲ捫ム人ノ夏疲レアルニ好ヒ。何ツレニモ肺金ガ火気ニ刑剋《ソコネ》セラレン様ニスルニハ宜キナリ。故ニ暑中ニ限ラズ、年中心火盛ンデ肺金ノ乾ク人ニ好ヒゾ。（　）著者補入。〈参〉刑剋：ソコネル：損ねる。損じる。

・意訳

生脈散は真元（腎陽、腎陰）を養活し心肺を潤す。五行説では自然界の現象を木火土金水に分類され心は火に、肺は金に、腎は水に属し、金と水は母子関係にある。金と水は相乗、火と金は相克の関係にあり、心火に属す夏の暑熱により元気（腎陽、腎陰）が弱わり水が乾くのは、水の母である金が火に相剋されるからである。それ故、金に属す肺は衰退する。生脈散の麦門冬は心肺を潤し、人参は脾胃の津液を補充し、五味子は火剋金を抑制する。季節を問わず、心火が旺盛で金を剋し、肺金が弱っている場合には生脈散が適応する。

ⅲ．生脈散の効能

『丹渓心法附餘』(5)外感門・中暑に「生脈湯　津を生じ渇を止める」と記載され、『万病回春』(6)中暑には「精気を滋生し、真元を培養し心を補い肺を潤す」との記述がみられるが白朮が加味されている。わが国では、『勿誤薬室方函』(7)にも同文が引用されているが、主に後世方系の医家に用いられ『饗庭家口訣』(8)、『医方口訣集』(9)『医療手引草』(10)『漢陰臆乗』(11)『牛山方考』(12)などに臨床経験の要約がみられる。これらは、おおむね浅井貞庵の解説を参考にしたものと思われる。

明・繆存済撰『識病捷法』(13)に次のような生脈散による治験が採録されている。

「久病の気虚、喘を作す治す。『入門』に曰く、予、一婦人を治す。五十余歳、素痰嗽あり。忽ち一日に大いに喘し、痰出ずるは泉の如し、身汗する油の如く、脈浮にして洪、絶命の状に似たり。肺虚し或いは自汗、或いは少気して喘するを治す」と。

筆者にも同様な治験がある。久しく人参湯を服用していた90歳の媼である。X年1月初旬より二六時中、口中に唾液が充満し、その都度唾液を吐き出し、呼吸に苦しんでいた。「痰出ずるは泉の如し」を参考に、陽虚の証候が併存した病態と診て生脈散合四逆湯を投与した。治療を開始して3日後には症状は軽減し、約1週間後には症状の消失がみられた。推考するに、寒冷により肺胃が傷られ「痰出ずるは泉の如し」の症状が現れたと考えられる。また『牛山方考』の解説には、「生脈散　冬月喘咳虚弱ニ属スル者ニ炮姜加ヘテ其候如神」との記載がある。暑熱に因る口渇咽燥はないが、治験例のように寒冷時にも陽虚を伴った生脈散証が現れる場合もある。

〈参〉真元：腎は一身の陽気を主ると考えた。元気の中心となる此の機能が衰えるのを真元下虚という。──長谷川弥人氏の注釈[14]。

ⅳ．生脈散の症候

『中医学大事典』第2版[15]は生脈散の効能を「益気斂汗、養陰生津」と解説し、症候として肢体倦怠、気短口渇、汗多脈虚、あるいは久咳肺虚、気陰両虧、乾咳少痰、食少消痩、気短自汗、口乾舌燥、脈微細などを挙げている。また脈候については、『医療手引草』に「暑脈ハ虚大無力カ或ハ小弱コレ大低ナリ。ソレガ変ジテ弦細芤脈ナルコトモアリ、或ハ洪脈数疾ナルハ暑邪有余の証ト意得ベシ」との解説がみられる。脈診には精診を要し、弦細芤脈と洪脈数疾との鑑別は予後の良否に係わる。咽乾、自汗、口乾舌燥は傷津により、倦怠、無力感、呼吸機能低下、脈候は気虚によるものである。さらに生脈散と陰病、あるいは陽病の薬方と合方についての記述がみられる。「舌ノ色、中黒乾燥ハ生脈散合附子理中湯　黒胎厚而乾燥ハ黄連解毒湯ト合ス。此ノ舌ツネニ多キ舌ナリ。虚寒ノ症ナケレドモ舌黒ク乾クユヘニ生脈散ヲ合シテ用ウ。コレ亦サイサイアル療治ナリ。……是ニ紛《まぎ》レルモノアリ。黒胎ガ厚シテカワクナレバ熱症ナリ、故ニ黄連解毒湯を合用ス」と。つまり生脈散の虚熱、虚火による場合には生脈散合附子理中湯、黒胎が厚くして乾燥し実熱、実ならば生脈散合黄連解毒湯が適応すると説き、その鑑別は舌苔の厚薄によると述べている。しかし臨床では鑑別困難な場合もあり、脈候を先じるべきと思われる。

『蕉窓方意解』[16]は、黄連解毒湯について「白虎湯及ビ竹葉石膏湯の証に甚紛ハシ」と解説し、黄連解毒湯と白虎湯、竹葉石膏湯との鑑別を述べている。解説は長文であり意訳する。後者の身熱は蒸すような熱で口舌が燥き黄苔、黒苔がみられ、大渇引飲し、痰喘、咽喉不利、あるいは譫語、煩躁、脈浮滑あるいは洪大である。前者の熱候は後者に近似しているが、後者ほどの強い熱勢ではなく、また半表半裏（柴胡湯類）の熱でもなく、石膏、知母、麦門冬、粳米などの白虎湯加減により清解される肌肉中の熱（身熱）でもない。黄連解毒湯の熱状は、久しく続いた熱勢がやや落ち着き、少陽、陽明の熱とは鑑別できない持続熱と思われる。したがって黄連解毒湯は暑熱による気津両傷による皮膚枯燥、乾燥が甚しく黒苔を標的とする。黄苔、白苔のものには不適であるが、津液の亡失が一層激しく、陰症の脈状が混在する場合には「獨参湯、生脈散を兼用すべし」と述べている。四逆湯合生脈散の運用は東郭の解説と『実用中医学』[17]の「生脈散　陽虚の場合には附子を加えて回陽救逆する」の所説を拠り所とした。

〈参〉獨参湯：『景岳全書』巻五十三・補腎　治諸気虚気脱、以下略。人参二両。

2　生脈散と他剤との合方について

i．他剤との合方

先人の治験には、生脈散の単用例は少なく、四物湯、六味丸、真武湯、補中益気湯など虚熱を兼ねる薬方との合方例が多い。傷寒で小便数には五苓散、当帰補血湯との合方もみられる。ただ熱邪が盛んで口渇が実熱によるものであれば白虎加人参湯を使用すべきである。生脈散は、構成生薬、症候より勘案し、病位は『傷寒論』太陰病に準じ、先述の附子理中湯、あるいは黄連解毒湯との合方にみられるように陰陽両証のいずれにも合方可能な方位に在ると考えられる。

ii．四逆湯と生脈散とを合方する意義

四逆湯類と生脈散との合方は、太陽、少陽の二証併存である柴胡桂枝湯証のように四逆湯証と生脈散証の相半ばする証と考えられる。四逆湯類は『傷寒論』に四逆湯、四逆加人参湯、通脈四逆湯が収載され、その効能は15

条にわたり記述されているが、その病態には軽重がある。気津両虚の生脈散と陽虚で回陽急逆の四逆湯との合方は、先述の生脈散合附子理中湯の病態がさらに進行し生脈散と388条「吐利、発熱悪寒、四肢拘急、手足厥冷者」の四逆湯との合法が適する病態に転じたものである。ちなみに生脈散の〝生脈〟は〝脈が活る〟すなわち脈力が強くなるとの意であるが通脈四逆湯の〝通脈〟は、条文中の「脈微欲絶」「脈不出者」を指し、生命の危機回復をいう。

iii．中暑に対応すべき薬方の順位

類証鑑別には、脈、舌、腹の三証候が症例によっては一致せず、陰陽両証の併存する場合もあると思われるが、概して症状の軽重を考慮し薬方を順位別に列挙する。

陽病としては五苓散、小柴胡湯加石膏、小柴胡湯合白虎湯、白虎加人参湯、竹葉石膏湯などが挙げられる。陰病では気津両虚の生脈散（加黄耆）単方で良いと思われる場合もあるが、最も頻用されるのは清暑益気湯であろう。筆者の検討症例は全て陽虚に属し、四逆湯合生脈散により治効が得られた。

iv．清暑益気湯について

中暑すなわち熱中病の症候は、『金匱要略』痙湿暍病篇に次のように記載されている。

太陽中暍者。発熱悪寒。身重而疼痛。其脈弦細芤遅。小便已洒洒然毛聳。手足逆冷。

大塚敬節氏(18)の解釈を要約して引用する。

此の条は日射病の症状をのべている。体液の損耗により虚証となり、発熱、悪寒、身重、疼痛などの症状があっても、発汗剤、温針による発汗は禁忌である。発汗すれば寒気が増し、発熱がひどくなる。脈は弦細、芤遅

で虚脈であり、元気は弱って手足が冷える。排尿すると身体が寒戦し、口を開けると前歯が乾燥し、しばしば下剤で下だすと小便が渋り痛む。

この症候群は寒熱が錯雑し、『傷寒論』では太陰病に準ずる病態に在ると考えられる。

『中医学大事典』第2版[19]は、清暑益気は、暑病による気津耗傷に対する治法と解説し、その症候として次のような症候を列記している。

暑天下に持続する高熱、口喝、煩躁、多汗、精神疲労、少気（発語の力が弱く、呼吸促拍する）、舌の黄・白苔、脈虚数にして無力などである。

・李東垣の清暑益気湯：黄耆、蒼朮、升麻、人参、白朮、橘皮、神麹、沢瀉、甘草、黄柏、当帰、麦門冬、青皮、葛根、五味子

・張三錫の清暑益気湯：人参、白朮、麦門冬、五味子、陳皮、炙甘草、黄柏、炙黄耆、当帰

加藤謙斎[20]は、明・張三錫著『医学六要』の清暑益気湯は、東垣の清暑益気湯を基に作成されたものであると述べ、痙湿暍病篇の病証に的当すると解説している。また浅井貞庵[21]は「暑邪ニ打タレテ元気ノ弱ハル老人ヤ虚弱ノ者ヤ大病ノ後ニ好ヒ。熱ハ翕翕ト有テ身体ノ疲レタルニ用ユ」と説いている。

〈参〉『勿誤薬室方函口訣』の清暑益気湯には、「麦門五味ナク升麻姜棗アリ、何レモ其宜ニ従ッテ専用スヘシ」との注釈がある。また現在保険適用の近製清暑益気湯では白朮が蒼朮に代えられている

V．李東垣の清暑益気湯と『医学六要』の清暑益気湯

龍野一雄氏[22]は東垣と『六要』の清暑益気湯について次のように解説している。

「前者の目標は、長夏湿熱により、四肢困倦、無気、動作ものうく、胸満気促、四肢疼痛、或息切れし身熱して煩し、心下膨悶、小便黄で頻数、大便はゆるく度数多く、或は口渇して飲食を思わず自汗体虚のもの、後者は前に同じだが即効を取るには此方がよい」と述べている。

筆者は『六要』の清暑益気湯を専用し東垣の清暑益気湯は未経験であるが、先人の多くは湿熱の強い場合には前者を推奨している。筆者の経験によれば、解説中の〝身熱〟は白虎湯ほどの熱状ではなく、多くは37℃台の微熱である。

vi・清暑益気湯証と生脈散合四逆湯証との鑑別

両証には、類似症状が多く、最も精診を要するのは症候・熱状・尿である。殊に脈候は両証倶に虚脈であるが前者では弦細、芤遅で、後者は四逆湯証が主であれば沈弱、微である。しかし芤脈は生脈散にも現れるとの文献もあり、診断に苦慮する。さらに尿、大便についての詳問も必須である。尿については前者は希黄色で尿臭があり、後者は清澄で無臭である。さらに下痢が認められる場合、前者では水様便であっても多少の便臭があり、排泄物は便器の底に沈む場合が多く、後者では無臭で不消化便が便器中の水面全体に浮かぶ場合が多い。熱候は両証倶に虚熱に属し、発汗は禁忌である。

結　語

臨床例を礎に、高齢者、虚弱者の中暑に生脈散合四逆湯を運用するポイントを述べ、文献考察を加えた。

参考文献

(1) 李東垣撰：暑傷胃気論、内外傷弁惑論　和刻漢籍医書集成 第六輯、P49、エンタプライズ、1989
(2) 浅田宗伯：勿誤薬室方函口訣　近世漢方医学書集成96、P265、名著出版、1982
(3) 孫思邈：宋版 備急千金要方　上・中・下　宋版 新雕孫真人千金方・古鈔本　真本千金方・東洋医学善本叢書、P9・10・11・12、オリエント出版、1989
(4) 浅井貞庵：方彙口訣 (1) 近世漢方医学集成77、P289、名著出版、1980
(5) 方廣篇：丹渓心法附余 (一)、P422、新大豊出版、1981
(6) 松田邦夫：東洋医学選書　万病回春解説、P207、創元社、1989
(7) 浅田宗伯：勿誤薬室方函　近世漢方医学書集成95、P169、名著出版、1982
(8) 津田玄仙：饗庭家口訣・巻之二 193　日本漢方名医処方解説 折衷系8、饗庭家口訣・巻之十七 786　日本漢方名医処方解説 折衷系11、P989、オリエント出版、1989
(9) 長沢道寿：医方口訣集　日本漢方名医処方解説 後世方系5、P35、オリエント出版、1989
(10) 加藤謙斎：医療手引草・中篇上　日本漢方名医処方解説18 臨床系、P155・221、オリエント出版、1989
(11) 百々漢陰：漢陰臆乗　日本漢方名医処方解説 臨床系17、P82・906、オリエント出版、1989
(12) 香月牛山：牛山方考　近世漢方医学書集成95、P265、名著出版、1981
(13) 長谷川弥人 校注：校訂補注 雑病翼方、、浅田宗伯選集第3集2、P221、谷口書店、1988
(14) 長谷川弥人：勿誤薬室「方函」「口訣」釈義、P642、創元社、1985
(15) 李経緯ら：中医学大辞典　第2版、P481、人民衛生出版、1995
(16) 和田東郭：蕉窓方意解　近世漢方医学書集成16、P159〜162、名著出版、1979
(17) 李迪臣責任編集：実用中医内科学、上海科学技術出版、1986、日本語版・総監修 桑木崇秀：P238、(財) 東洋医学国際研究財団、1990
(18) 大塚敬節：金匱要略　痙湿暍病篇、P70、創元社、1979
(19) 李経緯ら：中医学大辞典　第2版、P1645、人民衛生出版、1995
(20) 加藤謙斎：医療手引草続編巻二、日本漢方名医処方解説 臨床系19、P164
(21) 浅井貞庵：方彙口訣 上巻、P302、春陽堂、1975
(22) 龍野一雄：改訂新版 漢方処方集、P78〜79、中国漢方、1978

収録論文初出誌一覧

○本書の収録論文を掲載順に配列し、各々その下に初出雑誌名・巻号数・年月を記した。

『傷寒論』『金匱要略』から学ぶ附子・烏頭剤の運用　福田佳弘…………『漢方の臨床』…（65巻4号）２０１８年4月

桂枝加竜骨牡蛎湯証について　福田佳弘…………『漢方の臨床』…（65巻11号）２０１８年11月

天雄散の病態とその運用　福田佳弘…………『漢方の臨床』…（69巻6号）２０２２年6月

大・小承気湯合四逆湯類、白通湯加減の高齢者の便秘、下痢への運用
福田佳弘・小林　瑞・福安裕介…………『漢方の臨床』…（67巻7号）２０２０年7月

大承気湯条の「陽明少陽合病、必下利」を考える
福田佳弘・小林　瑞・福安裕介…………『漢方の臨床』…（67巻9号）２０２０年9月

当帰生姜羊肉湯の病態考察
福田佳弘・小林　瑞・福安裕介・藤田良介…………『漢方の臨床』…（67巻12号）２０２０年12月

白虎湯、白虎加人参湯証における鬱熱の考察
白虎湯合小柴胡湯、白虎加人参湯による三陽合病の治験を礎に
福田佳弘・・小林　瑞・福安裕介…………『漢方の臨床』…（68巻9号）２０２１年9月

収録論文初出誌一覧

補陰湯の運用について　八味丸との鑑別　福田佳弘……………『おけら』……（20号）2018年4月
真寒假熱について　福田佳弘……………『漢方の臨床』…（69巻11号）2022年11月
高齢者、虚弱者の〝夏バテ〟に有効な生脈散合四逆湯について　福田佳弘……………『漢方の臨床』…（70巻3号）2023年3月

あとがき

１９８７年 藤門会に入門以来、『傷寒論』、『金匱要略』を学び、両書を臨床指針の大黒柱と為すべく努力してきた。此の書は、恩師藤平健先生の教訓を常に心に抱き、各症例を教科書として真摯に加療し、心を専一に著者の治験を礎と私論をまとめたものである。

本書の制作、校正にご尽力いただいた編集局の坂田幸治様に厚くお礼を申し上げます。

２０２３年5月 吉日

福田　佳弘

著者略歴　福田佳弘（ふくた　よしひろ）

1936年2月、鳥取市生まれ。1969年、鳥取大学大学院医学研究科博士課程修了。1971年、同大学附属病院講師、1972年、県立中央病院整形外科医長。1976年、福田整形外科医院開設。1978年、藤門会に入門、藤平健先生に師事。藤門医林会代表を1990年より2013年まで務めた。日本東洋医学会名誉会員。

傷寒・金匱を学びて（続）
福田佳弘論考集

2023年6月14日　初版発行

著　者：福田佳弘

発行所：株式会社 **医聖社**

〒101-0065 東京都千代田区西神田2-7-4 島崎ビル3F

電話 03-3264-8639　　振替 00150-7-88879

ISBN 978-4-900600-10-2